1分間 생활습관병 예방체조

1min.

타케시타 후미오
NPO법인 일본전통의학협회 이사장

다문

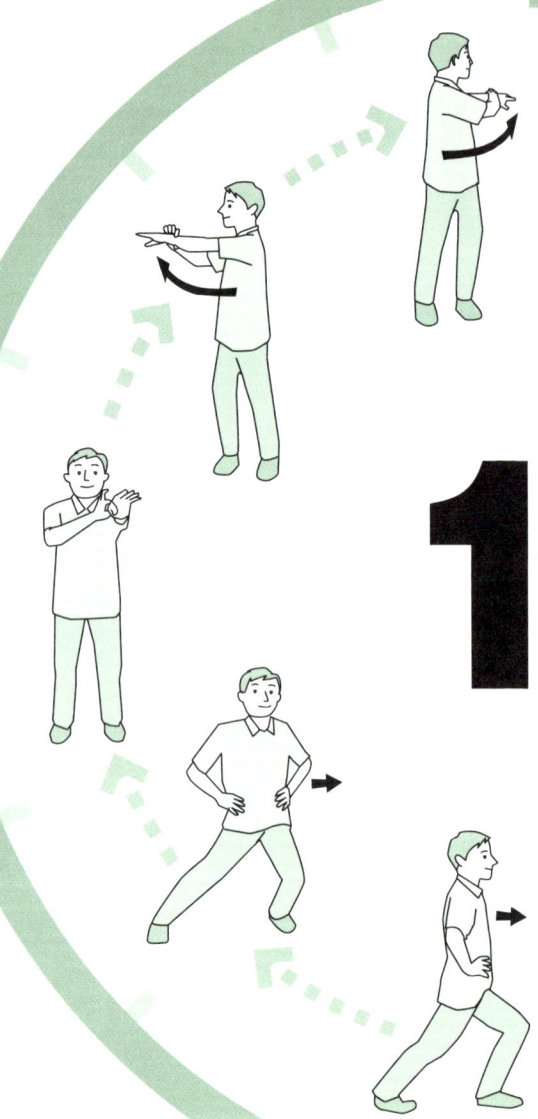

min.

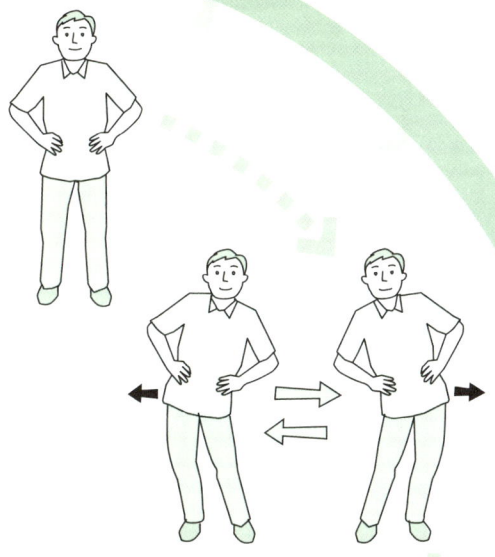
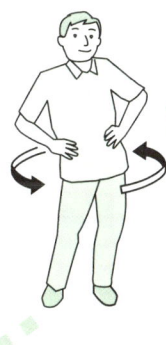
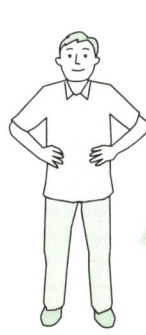

시작하며

당뇨병, 뇌졸중, 심장병, 지질 이상증(고지혈증), 고혈압, 비만 같은 생활습관병은 하루하루의 바람직하지 못한 생활습관이 쌓여서 생기는 병입니다.

실제로 성인의 많은 사람들이 이 병들로 사망하고 있습니다.

40세를 넘기신 분이라면 잘 알 것으로 생각합니다만, 스스로는 바람직하지 못한 생활습관을 가지고 싶지 않지만, 배는 나오고 혈압은 올라가서 매년 건강검진에 걸리는 항목이 늘어나게 됩니다.

"그렇다면 생활습관을 건전하게 바꾸면 된다."는 단순한 이야기가 아니라는 것을 이 책을 읽고 있는 분은 이해하고 있을 것으로 생각합니다.

생활습관병이 걱정되기 시작하는 나이대의 사람들은 왕성

하게 일하는 사람이기도 합니다.

일에 쫓기며 많은 스트레스에 시달리고 있는 상황에서 바른 생활습관을 지키며 생활한다는 것은 너무나 어려운 일입니다.

저는 오랫동안 동양의학을 연구하고 수많은 임상경험도 했습니다.

그래서 현대인을 위해 누구나 언제라도 할 수 있는 건강체조가 없을까 고민하며 다양한 시행착오를 되풀이해왔습니다.

그러던 중 어느 때인가 뜻밖의 경험에서 획기적 체조 개발에 성공해서 그것에 "경락체조"라고 이름 붙였습니다. 동양의학을 원리로 삼고 있지만, 그 사고방식과 어려운 지식을 익히는 것이 아니라 하루에 단 1분간 체조를 하는 것만으로 생활습관병을 예방할 수 있습니다.

그것은 "비틀고" "돌리고" "펴는" 동작만으로 이루어진 체조입니다.

단 1분으로 그것도 서서 가볍게 움직일 수 있는 공간만 있으면 언제, 어디서나 간단하게 할 수 있습니다.

"경락"이란 신체의 경혈과 경혈을 잇는 기의 통로를 말합니다. 그리고 "기"란 인체에 흐르는 에너지 물질을 말합니다.

동양의학에서는 "병은 기로부터"라고 할 정도로 여러 가지 병은 기의 정체로부터 발생한다고 생각하고 있기 때문에 경락은 굉장히 중요한 의미가 있습니다.

기의 흐름이 막히고 정체되는 것 때문에 신체가 처음부터 가지고 있는 면역력이 저하되고 만병의 원인이 되는 것입니다. 바꿔서 말하면 지금 몸에 어떤 이상을 느끼고 있다면 그것은 경락과 기에 무언가 이변이 생긴 것입니다.

경락체조는 신체적으로는 "신진대사 상승" "다이어트" "부종의 해소", 정신적으로는 "불안해소" "쾌면" "우울증 예방"

등의 효과가 있으며 운동에 대한 의욕도 샘솟게 합니다. 그렇게 생활습관을 개선하는 것이 결과적으로 생활습관병에 대한 가장 좋은 예방이 됩니다.

모든 병은 생활습관이 흐트러져서 발생합니다. 즉 경락체조는 만병의 근본적인 예방에도 상당히 효과적입니다.

게다가 경락체조는 매일 1분씩 계속하는 것으로 좋은 생활습관을 지속할 수 있게 합니다.

약이나 영양제에 의지하는 "대처요법"으로는 병에 대한 근원적 해결이 되지 못합니다. 정말로 병과 "작별"하기 위해서는 경락체조를 통한 "근본적 예방"이 필요합니다.

지금부터 15년 정도 전에 후생노동성이 1~5세 유아를 대상으로 "비만과 마름의 판정표"를 작성했었습니다. 그 배경에는 초등학생의 비만, 고 콜레스테롤이 늘어나 생활습관병으로 사망하는 중고생도 있었기 때문입니다. 생활습관병의 저 연령화가 이렇게나 진행되고 있는 현재 상황에서는 다양한 나이대의 사람이 생활습관병의 예방대책을 세우는 것이 필요해졌다고 생각합니다.

저 자신도 경락체조를 실천하는 것으로 건강한 생활을 보내고 있습니다만, 여기에 생각이 미친 것은 약 3년 정도 전입니다.

본서에서도 소개하고 있습니다만 저는 20세 때 대만에 건너가 중국권법 수행의 나날을 보내며 인체에너지에 눈을 뜨고 침구치료사로서의 길을 걷게 되었습니다.

그 뒤로 동양의학에 대한 견식이 깊어지고, 임상경험도 쌓임에 따라 경락체조를 고안할 수 있었습니다.

지금까지 제가 학장으로 있는 "죠신 테라피스트 스쿨"의 관계자 등 많은 분이 경락체조를 체험하고 "혈압이 떨어졌다." "혈당치가 내려갔다." "허리 굽히기가 10센티 이상 개선됐다." "밤에 푹 잘 수 있게 됐다." "원인불명의 불안감이 해소되어 맘 편히 생활할 수 있게 됐다." 등의 의견을 내고 있습니다.

이 체험을 더욱 많은 분이 할 수 있도록 본서에서는 경락체조의 구조와 효과에 관해 일러스트와 함께 소개했습니다.

본서를 읽어주신 분들의 건강한 생활에 작은 도움이 됐으면 좋겠습니다. 그리고 마지막까지 읽어주셨다면 아침이건 저녁이건 하루 중 1분만 시간을 내서 경락체조를 해보십시오.

매일 1분의 좋은 습관이 만병을 멀어지게 하고 긍정적이고 건강한 인생으로 이끌어 줄 것입니다.

2014년 11월

타케시타 후미오

목차
CONTENTS

1분간 생활습관병 예방체조

시작하며 ··· *4*

제1장
비틀고, 돌리고, 펴는 것뿐인 경락체조.

단 1분의 경락체조. ··· *19*
경락체조를 실천해서 얻을 수 있는 효과. ················· *24*
만성증상과 급성증상. ··· *31*
경락을 늘리는 것으로 기, 혈, 수(氣, 血, 水)가 개선된다. ········ *34*
움직임, 의식, 호흡을 일치시킨다. ···························· *37*

간단하므로 계속할 수 있다. ………………………………… *40*
간단하지만 심오하다. …………………………………………… *43*
(칼럼) 나의 중국권법 수행. …………………………………… *45*

제2장
실천! 단 1분으로 가능한 경락체조.

체조① ……………………………………………………………… *54*
체조② ……………………………………………………………… *59*
체조③ ……………………………………………………………… *63*
기의 흐름은 언제, 어디서나 고칠 수 있다. ………………… *69*
(칼럼) 지속이야말로 진정한 힘이 된다. ……………………… *72*

제3장
경락체조를 실천하고 있는 사람들의 사례.

"고혈압이 개선됐다." (40대 · 남성) ·· 78
"혈당치가 떨어졌다." (50대 · 남성) ·· 80
"적정한 체중이 됐다." (20대 · 여성) ··· 82
"힙업에 효과가 있었다." (30대 · 여성) ··· 84
"1주일 만에 어깨 결림이 사라졌다." (50대 · 여성) ····················· 86
"엉덩이관절(고 관절)의 통증이 없어졌다." (30대 · 여성) ·········· 88
"골반의 움직임이 좋아졌다." (50대 · 남성) ···································· 90
"자신에게 자신감을 가지게 됐다." (50대 · 여성) ·························· 92
"여러 가지 행동에 나설 수 있게 됐다." (50대 · 여성) ················ 94
"사소한 일에 고민하지 않게 됐다." (60대 · 여성) ······················· 96
"우울증이 개선됐다." (30대 · 남성) ·· 98

제4장
마음과 신체에 생기는 좋은 흐름.

악순환을 선순환으로 변화시키는 스위치. ·················· *103*
생활습관을 바꿀 기회. ······································ *108*
생활습관과 직결되는 "의식주"에 주의하자. ················ *110*
마음과 신체 관리를 제대로 하고 있습니까? ················ *114*
운을 좋게 하는 최고의 방법은 즐겁게 지내는 것. ·········· *120*
자신을 살리는 것의 중요함. ································· *126*

끝으로. ·· *130*

일러스트 : 야마가와 무네오 (Y.M.design)

제 1 장

비틀고, 돌리고, 펴는 것뿐인 경락체조.

1min.

> 경락체조 체험담

"혈당치가 떨어졌다." (50대 남자)

혈당치가 200mg/dℓ을 넘었습니다만, 경락체조를 시작하고 1개월 정도 지나자 수면의 질이 향상되고, 아침에 굉장히 편하게 일어나게 됐습니다.
3개월 정도 지나니 혈당치가 140mg/dℓ까지 내려갔습니다.

(자세한 내용은 80페이지 참조)

단 1분의 경락체조.

경락체조는 제가 운영하는 다케시타 침구원에 들른 친구와 "정말 효과적인 건강법은 뭘까?"라는 이야기를 나눈 것이 계기가 되어 태어났습니다.

이야기하던 도중에 "기의 통로인 경락을 늘리거나 줄이는 움직임을 하면 좋지 않을까?"라는 생각이 뇌리를 스쳤습니다.

그리고 그 자리에서 즉시 해보기로 했습니다.

몸이 굉장히 굳어서 허리굽이기를 해도 손가락이 바닥까지 닿지 않던 친구에게 가볍게 경락이 늘어나는 움직임을 하게 해보니 곧 손가락이 바닥에 닿게 되었습니다.

겨우 30초 정도 만에 신체의 유연성이 향상된 것입니다.

"조금은 좋아지겠지." 정도로 생각했던 저도 예상이상의 효과에 친구보다 더 놀랐습니다.

그때는
"이렇게 하면 이곳의 경락이 늘어납니다."
"경락의 흐름을 의식해서 해봅니다."
라는 단계의 체조에 지나지 않았습니다.

그리고 "이거 괜찮은걸?"이라는 소문이 퍼지게 됐습니다만, 그 뒤로도 "경락을 늘리는 움직임에 경혈을 자극하는 것을 조합해보자."라는 생각을 하게 됐습니다.

그렇게 하면 또 다른 작용이 생길 것으로 생각되었기 때문입니다.

그리고 실행해보니,

"불면증이 나았다."

"요통이 좋아졌다."

라는 소리를 듣게 됐습니다.

일반적으로 간단히 치료되기 어려운 증상이 개선되는 것을 보고 "역시 더욱 기의 흐름이 좋아진다."는 것을 깨닫고, 지금까지의 다양한 경험이 바탕이 되어 영감이 떠올랐습니다. 더욱 단시간에, 더욱 효과적인 경락체조의 완성을 추구하기로 했습니다.

경락을 자극하는 동작에 경혈을 추가하기 위해 더욱 기에 대해 연구하게 됐습니다. 경혈을 자극하는 것만으로도 기의 흐름이 좋아지는 효과가 있었습니다만, 경혈과 경혈을 잇는 기의 통로인 경락에 대한 자극을 동시에 해보니 더욱 새롭게 기를 조정할 수 있게 된 것입니다.

앞에서 이야기한 친구처럼 몸이 뻣뻣해지는 원인의 하나로 기의 순환이 나쁜 것을 들 수 있습니다. 이것도 경락체조를 통해 완화됩니다..

이외에도 신체의 뻣뻣함은 쓸데없이 힘이 들어가 있다는 요인도 있습니다.
또한, 인간의 관절은 당기기 쉽고 뻗기가 어려운 구조로 되어있습니다.
이것도 경락체조로 부드러워집니다.

기의 흐름이 나쁜 것을 내버려두면 노화로 이어집니다.
노화란 등뼈 등 신체의 경직에서 시작되기 때문입니다. 즉, 신체가 부드러운 채로 있으면 노화가 되기 어렵다고 할 수 있습니다.

일본에서도 자강술(스스로 자기 몸을 튼튼하기 위한 방법과 기술)이라는 스트레칭 비슷한 것이 있습니다만, 그것을 하는 사람 중에는 90세 정도라도 바닥에 몸을 찰싹 붙일 수 있는 사람도 있다고 합니다.

당연히 신체적인 나이도 젊을 것입니다.

신체가 굳으면 넘어지기 쉽고, 신체 반사능력도 떨어지므로 다치기 쉬워집니다.

그래서 유연성은 신체에서 굉장히 중요한 요소입니다.

또한, 경락체조는 근육도 부드러워집니다. 근육이 수축하기 쉬워지고, 이에 따라 신체 전체가 잘 자라게 됩니다.

경락체조를 실천해서 얻을 수 있는 효과.

생활습관이 흐트러지면 기가 막히게 됩니다.

가령 식사량이 너무 많으면 제대로 소화를 못 하는 것처럼 기의 정체가 발생하고, 부족하면 기가 전체적으로 부족하게 됩니다.

또한, 지나친 운동으로 신체에 부담이 되거나, 정신적으로 스트레스를 안고 있으면 역시 기는 정상적으로 흐르지 않습니다.

이런 증상을 치료하기 위한 하나의 수단이 경락체조이며, 실천하는 것만으로 경락의 정체가 없어지고 기의 흐름이 좋아집니다.

결과적으로 생활습관을 고치기가 쉬워지고, 건강한 신체를 가지게 될 수 있게 됩니다.

그리고 실제로 건강해져서 신체가 상쾌해지면, 쓸데없는 욕구가 사라지기도 합니다.
몸과 신체는 별개의 것이 아니므로 신체가 건강해질수록 사고방식과 기분도 바뀌게 되는 것입니다.

가령 스트레스가 쌓이면 음주량이 늘거나, 담배를 피우게 되거나, 사람에 따라서는 단 음식에 손을 대기도 합니다.
이런 것들을 이전보다 원하지 않게 됐다는 소리도 있었는데, 이것은 신체가 건강해져서 쓸데없는 욕구가 없어졌기 때문이라고 생각합니다.

한번 생활습관을 고칠 수 있게 되면 좋은 생활습관을 그대로 유지하고 싶어지기 때문입니다.

또한, 경락체조는 운동부족 해소에도 도움이 됩니다.
단 1분입니다만 일단 신체를 움직이는 것을 통해 "운동을 더 해보자."라는 마음이 싹트는 등 하나의 계기가 되기 때문입니다.

실제로 저의 환자 중에도 그런 사람이 많으며 경락체조를 시작한 후 스트레칭이 습관이 되거나, 워킹 또는 자전거 등의 운동을 하게 됐다는 사례가 있습니다.
그 결과로 다이어트에 성공하는 사람도 많습니다. 저의 경우는 다른 운동을 하지 않아도 2주일에 4kg 정도가 빠졌습니다. 신체대사가 좋아지면서 지방이 효율 좋게 타서 체중이 빠지는 것입니다.

또한, 수면의 질 역시 좋아지므로 아침에 상쾌하게 일어나거나, 빨리 일어날 수 있게 됐다는 사람도 적지 않습니다.

식사는 양 자체가 줄어드는 사람도 많은 것 같습니다.

솔직히 애초에 과식을 하던 사례가 많았는데, 이제는 적절한 양만을 먹어도 만족할 수 있게 된 것입니다.

그 이유로는 에너지가 막히지 않고 흐를 수 있게 돼서, 영양의 필요량이 줄었다고 생각할 수 있습니다.

신체가 "그렇게 많이 안 먹어도 괜찮다."라는 사인을 보내주게 된 것입니다.

그리고 이것을 계기로 먹는 음식 자체가 바뀌게 됐다는 사람도 있습니다.

"정말로 신체에 좋은 것은 뭘까?"

"자연에 가까운 것을 먹자."

라고 생각하게 된 결과입니다.

과로했던 경우에는
"일이 편해졌다."
"긴장을 풀고 일에 몰두할 수 있게 됐다."라는 소리도 적지 않습니다.
심하게 마음 졸이지 않고, 가벼운 기분으로 일할 수 있게 된 것입니다.

오랜 시간 동안 계속 집중해서 일하는 것은 누구에게나 힘듭니다만, 그 사이에 경락체조를 해서 몸과 마음을 편하게 할 수 있습니다.
화장실 같은 좁은 곳에서도 가능하고 시간이 걸리지 않으니 한번 해보는 것이 어떨까요?
저도 일하면서 틈틈이 경락체조를 적절하게 해서 자신

의 리듬에 맞게 일을 할 수 있도록 하고 있습니다.

 회사원이라면 노동시간이 정해져 있어서 시간이 없다고 한탄하기만 해서는 끝이 없습니다. 그렇다면 약간의 휴식을 통해 기분전환을 하는 등 스스로 바뀌는 것부터 생각해나가면 됩니다.

 그렇게 하면 누구에게나 폐를 끼치지 않고, 자신도 기분전환 할 수 있습니다.

 누구나 피로가 누적되면 실수가 잦아지고 효율이 떨어지기 마련입니다. 그렇게 되기 전에 스스로 대처해서 집중력을 회복하면 됩니다.
 이것으로 업무의 질도 향상되는 좋은 흐름을 만들어낼 수 있습니다.

이처럼 경락체조를 실천하는 것으로 신체적으로는 물론이고, 정신적으로도 다양한 스트레스 해소가 됩니다.

번잡한 일에 휘둘리지 않고 단순하게 살아갈 수 있게 되며, 더욱 인생을 즐길 수 있게 됩니다.

만성증상과 급성증상.

경락체조를 시작하면 개선 과정에서 어깨 결림 등의 만성증상이 줄어듭니다.

하지만 신체는 증상이 하나 없어지면 다른 증상이 나오게 됩니다.

가령 요통이 나으면 꽃가루 알레르기가 나타나거나 합니다. 그리고 그것들이 모두 없어지면 이번에는 감기와 설사 등 급성증상이 나타납니다.

지금까지의 만성증상이 없어졌기 때문에 체내에 문제가 생기면 이번에는 급성증상으로 대처하려고 하기 때문입니다.

가령 발열은 신체의 삐뚤어짐을 없애는 가장 좋은 방법으로 열이 내린 뒤에는 신체가 바른 위치로 돌아가게 됩니다.

그러므로 원래는 해열제 등으로 억지로 치료하지 않는 것이 좋으며, 혹시 시간이 허락된다면 2, 3일에 걸쳐 열을 모두 내보내는 것이 좋습니다.

가장 무서운 것은 체내에 나쁜 기운이 쌓였는데도 불구하고, 아무런 증상도 나타나지 않는 것입니다.

그렇게 되면 나중에 암 등의 큰 질환으로 이어지고 맙니다. 그래서 가끔 감기에 걸리는 정도가 가장 바람직합니다.

저도 예전에 담석이라는 만성증상이 있었습니다만, 그것이 개선되고 지금은 때때로 고열 등의 급성증상으로 나쁜 기운을 체외로 내보내고 있습니다.

또한, 경락체조를 시작하면 호전반응으로 몸이 한때 안 좋아질 수가 있으며 이것은 해독작용 같은 것으로 개선의 과정에서 몸에 쌓여있는 좋지 않은 요소가 나오는 것입니다.

그 결과로 숙변이 나오거나, 발열이 생기는 등의 일이 있을 수 있습니다.

혹시 그런 증상이 나오면 무리하지 말고, 한번 휴식을 취하십시오.

좋아지기 위한 하나의 단계로 소위 그때까지 곪았던 것들이 터지는 시기라고 생각하면 됩니다.

경락을 늘리는 것으로 기(氣), 혈(血), 수(水)가 개선됩니다.

기는 에너지, 혈은 혈액, 수는 수분을 나타냅니다.

동양의학은 이 세 가지를 개선하기 위해 실시하는 것입니다. 당연히 경락체조를 통해서 기, 혈, 수는 개선되어 갑니다.

"기, 혈, 수라는 것은 인간을 만들기 위한 가장 소중한 것"이라는 것이 동양의학의 사고방식입니다.

그 중에서도 모든 대사작용의 근원이 되는 것은 아무래도 기입니다.

그래서 혈과 수가 막혀있다면 원인은 아무래도 기에 있을 때가 많습니다.

옛날에는 비타민 등 여러 가지 영양소에 관해서 아직 모르는 경우가 많았으므로 이 세 가지를 특히 중요시하고 있었습니다.

 에너지, 혈액, 수분은 모두 체내에 존재하며 인간이 삶을 살아가기 위해서는 굉장히 중요한 요소라 생각하고 중요시하고 있던 것입니다.

 경락체조는 기의 흐름을 정상적으로 만들고, 신체 대사작용을 좋게 하며 건강하게 하는 것입니다.

 이것을 위해서 기를 중심으로 작용하는 경락을 자극하는 것으로 혈과 수도 자연스럽게 영향을 받습니다.

 그러므로 혈액도 좋아지고, 림프액과 수분 대사도 좋아집니다.

동양의학을 바탕으로 말하자면 혈과 수는 기에 의해 운반되는 것이므로 기를 바로잡으면 혈과 수는 저절로 개선된다는 흐름입니다.

또한, 운동학적으로도 신체를 움직이는 것을 통해 근펌프가 작용해서 혈액 관류가 좋아지는 효과가 있습니다.

움직임, 의식, 호흡을 일치시킨다.

　움직임과 의식, 그리고 호흡을 일치시키는 것은 경락체조의 깊은 경지입니다만, 처음에는 그런 것을 의식하지 않아도 괜찮습니다.
　그리고 익숙해지면 이 세 가지를 일치시키는 것을 의식해서 실시하면 더욱 깊은 단계의 체조를 할 수 있습니다.

　구체적으로 말하면 가령 "지금은 엉덩이관절(고 관절)을 움직이고 있다."는 식으로 어디를 움직이고 있는지 의식하고 움직이는 것입니다.
　나중에 자세히 설명하겠지만, 경락체조는 일반적으로

허리를 움직이는 것과 약간 다른 라인으로 움직입니다.

호흡해도
"뱉고, 뱉고"라는 느낌으로 2번에 나눠서 뱉는 것을 의식하거나
"마시고, 마시고, 마시고, 마시고"라는 식으로 4번에 나눠서 들이마시는 것을 의식할 필요가 있습니다.

그러기 위해서는 얼마나 들이마시면 좋을지, 또는 한 번에 어느 정도 뱉으면 좋을지를 의식할 필요가 있습니다.
그리고 호흡과 움직임이 같은 타이밍에서 끝날 수 있게 되는 것이 가장 좋습니다. 이때 호흡은 심호흡이 아니라 일반적인 호흡이라도 상관없습니다.
이외에도 긴장을 풀고 몸을 움직이는 것이 중요합니다.

이처럼 움직임과 호흡을 일치시켜 함께 하는 것이 경락체조의 중요한 부분입니다.

이것이 안되면 아무래도 효과가 작아지는 것은 말할 필요도 없습니다.

그래도 효과가 나타나는 사람은 있으므로 개인에 따른 차이는 있다고 생각되지만, 가능하다면 일치시키는 것이 가장 좋습니다.

간단하므로 계속할 수 있다.

경락체조의 장점은 1분으로 충분하다는 것입니다.

물론 그 이상해도 좋지만, 그것보다는 1분을 매일 계속하는 습관을 지니는 것이 효과가 높습니다.

1회의 시간을 늘리는 것보다는 짧은 시간이라도 여러 번 나눠서 하는 것을 권합니다.

저의 스쿨에 다니는 학생 등이 "정말 1분으로 괜찮은가요?"라고 물어보면 "괜찮습니다. 충분합니다."라고 이야기해주고 있습니다.

길게 계속하기 위해서도 짧은 시간만으로도 효과가 나타난다는 점은 굉장히 중요합니다.

하지만 이 1분 안에 필요한 요소는 충분히 들어있습니다. 이것만은 뺄 수 없다고 생각하는 움직임을 넣어보니 1분의 체조에 모두 들어갔습니다.

1분이라면 매일 계속할 수 있고 혹시 여유가 있으면 3회씩 해도 아무런 상관이 없습니다.

움직임도 굉장히 간단하고 신체에도 부담이 없으므로, 남녀노소를 불문하고 실천할 수 있습니다.

경락체조를 하기에 가장 좋은 시간은 아침이라 생각합니다만, 불면증으로 고생하는 경우에는 밤에 해도 좋습니다.

신체를 움직이면 졸음이 달아난다는 사람도 있습니다만, 반대로 조금 움직이는 편이 잠이 잘 온다는 사람은 밤에 하는 것을 권합니다.

불면증이 계속돼서 고생하던 여성이 경락체조를 1주일간 한 후 잠을 푹 잘 수 있게 됐다는 사례가 있습니다.

자신의 상태와 증상에 맞춰서 시간대와 횟수 등도 연구해가며 하는 것도 좋을 것 같습니다.

간단하지만 심오하다.

　경락체조의 움직임은 굉장히 간단한데, 간단한 것은 자주 심오한 측면을 가지고 있습니다.

　예를 들자면 요리의 칼질도 일류 요리사가 하면 간단히 보입니다만, 그렇게 해보라고 하면 도저히 흉내를 낼 수 없습니다.

　제가 20년 이상하고 있는 마사지도 일류의 흉내를 내는 것만으로도 3년은 걸린다는 말이 있습니다.

　어떤 일이든 기본이 가장 중요하고, 동시에 가장 어렵습니다.

　스포츠에서 야구의 예를 들면 스윙연습이 이것에 해당

합니다.

　중학교 1학년의 스윙연습과 프로야구선수의 스윙연습은 같은 연습을 하고 있지만, 그 내용과 감각은 전혀 다릅니다.

　프로라면 "오늘은 mm 단위로 스윙궤도가 다르다." "아주 짧은 순간 시동이 늦어지고 있다."라는 것을 의식하며 연습하고 있을 것이고, 근육 사용방법도 미묘한 차이를 민감하게 느낄 수 있을 것입니다.

　경락체조도 이와 닮은 측면을 가지고 있습니다. 겨우 1분입니다만, 그 중에는 기의 흐름을 바르게 하고 건강하게 이끄는 기본적인 움직임이 모두 담겨 있습니다.

나의 중국권법 수행

저는 고등학생 때 "의문의 권법을 찾아서."(도쿄신문 출판국)라는 중국권법 책을 읽었습니다.

저자는 마츠다 류치라는 중국무술 연구가였습니다만, 그때는 중국권법에 관한 책은 전혀 없었으므로 아마 유일한 책이 아니었을까 합니다.

그 책에는 대만의 유운초 노사(나이 많은 승려를 높여 이르는 말)라는 인물에 대해서 자세히 쓰여있었는데, 그 모든 내용이 충격적이었습니다.

유 노사는 일찍이 초대 중화민국 총통 장제스의 경호관으로 근무한 적도 있는 중국권법의 달인으로 당시 대만에서 일인자라 불리던 전설적인 인물이었습니다.

대만에는 저로서는 유 노사에 대한 믿기 어려운 일화가 다수 전해지고 있었습니다.

가령 유 노사는 손이 닿는 곳이라면 어디라도 올라탈 수 있었다고 합니다. 지붕 같은 것에도 손만 닿으면 휙 올라타는 식으로 5미터 정도 높이까지 뛰어 올라간 적이 있다고 합니다. 그런 일이 60세까지 가능했다고 합니다.

이것은 팔괘장 기술 중 하나인 경신공이라는 신체를 가볍게 하는 단련법 덕분입니다.

또한, 유 노사 자신도 궁보전과 이서문이라는 굉장히 고명한 인물에게 배웠습니다만, 이 궁보전이라는 분도 엄청난 명인입니다.

예를 들어 2층에 살고 있음에도 그의 집에는 계단이 없었다고 합니다. 그 대신 천정에 나 있는 구멍에 손을 걸치고 가볍게 올라갔다고 합니다. 이것도 경신공의 한 종류입니다.

그런 이야기가 많이 실려있는 책을 읽고 저는 "중국권법은 대단하구나." "언젠가 한번 배워보고 싶다."

는 생각을 하게 되었습니다.

그렇게 중국권법과 만난 저는 20세 때에 실제로 유 노사가 계신 대만으로 건너가게 됐습니다.

몇 가지 행운 덕분에 대만에 건너간 지 얼마 안 돼서 유 노사를 만날 수 있었습니다. 처음 그 모습을 봤을 때의 감동은 지금도 기억하고 있습니다.

당시 유 노사는 이미 70세를 넘겼지만, 인격적인 수양이 쌓여 있었고 상당히 온화했습니다. 시야의 넓이를 느낄 수 있는 그릇이었고, 제가 바라던 강함에 가까운 느낌이었습니다.

신체도 젊었을 때보다는 작아져 있었을 것으로 생각됩니다만, 그래도 170cm였고 뜻밖에 처진 어깨에 보통몸집, 보통체격이었습니다.

하지만 실제 수련은 사범대리가 가르쳐줬고 유 노사가 직접 가르쳐주시는 일은 별로 없었습니다.

(원래 일본인에게는 잘 가르쳐주지 않는 방침이었던 듯 제가 한번 유 노사의 수련을 훔쳐봤더니 경계를 했는지 다음날부터는 수련하지 않게 됐을 정도입니다.)

결국 3년 이상이나 일본과 대만을 왕복하면서 열심히 수련했습니다만, 점점 "이대로 괜찮을까?"라는 마음이 싹트게 되었습니다. 가령 중국권법의 명인이 된다고 해서 그걸로 생활을 해나갈 수 있을까 하는 생각이 들었습니다. 애당초 일본인이 명인이 되는 것 자체가 현실적으로 어려운 일이었습니다.

문득 장래의 일을 생각했을 때 여러 가지 불안과 갈등이 있던 것도 사실입니다.

그때 저는 중요한 만남을 경험하게 됩니다. 유 노사 밑에서 권법을 배우러 온 일본인 침구사에게 침구를 배우게 된 것입니다.

유 노사 밑에서 권법수행을 한 덕에 기의 흐름에는 민감하게 된 것이 도움돼서, 경락의 흐름과 에너지의 활성화나 부족에 관해서 알게 되었기 때문에 침구에 관해 큰 흥미를 품게 되었습니다.

 또한, "나는 사람을 때리거나 폭력을 행사하는 것을 싫어한다."는 것을 알게 된 것이 침구에 마음이 움직인 결정적 요인이 되었습니다. 그대로 격투기 방면으로 나아간다는 길도 있었습니다만, "그럼 정말로 그것을 좋아하는가?"라는 스스로에 대한 물음에 "아니요."라는 답에 도달하게 됐습니다.

 그 뒤로 치료 등 사람에게 도움을 주는 것이 자신에게 맞지 않을까 하는 생각을 했습니다.

 저는 사람과 경쟁해서 이기고 싶었던 것이 아니라, 마음을 강하게 만들고 싶어서 여기까지 왔다는 것을 깨닫게 됐습니다.

이것도 어떤 의미에서는 수련을 계속해왔기에 알게 된 것이라도 생각합니다.

충분히 해본 결과 "자신의 재능을 살릴 장소는 여기가 아니다."는 결론에 도달한 것입니다.

그리고 저는 침구치료를 배우기 위해 일본으로 돌아왔습니다.

일하면서 침구학교에 들어간 것은 30세 때였습니다.

그 뒤 2년간 침구 교원이 되기 위해 학교에 다녔고 졸업 후 교원이 되었습니다.

지금은 교원 16년째 치료가로는 20년이 넘는 경력이 되었습니다.

제 2 장

실천! 단 1분으로 가능한 경락체조.

> 경락체조 체험담

"우울증이 개선됐다." (30세·남성)

멘탈 클리닉에서 진찰 후 우울증이라는 진단을 받았습니다. 처방된 약을 먹어도 그다지 호전되지 않았습니다만, 경락체조를 시작하고 나서 신기하게 점점 기분 일부가 맑아지는 듯한 느낌이 듭니다.

2~3개월 만에 식욕도 나게 되고 두통도 없어지고 밤에 푹 잘 수 있게 됐습니다.

(자세한 내용은 98페이지 참조)

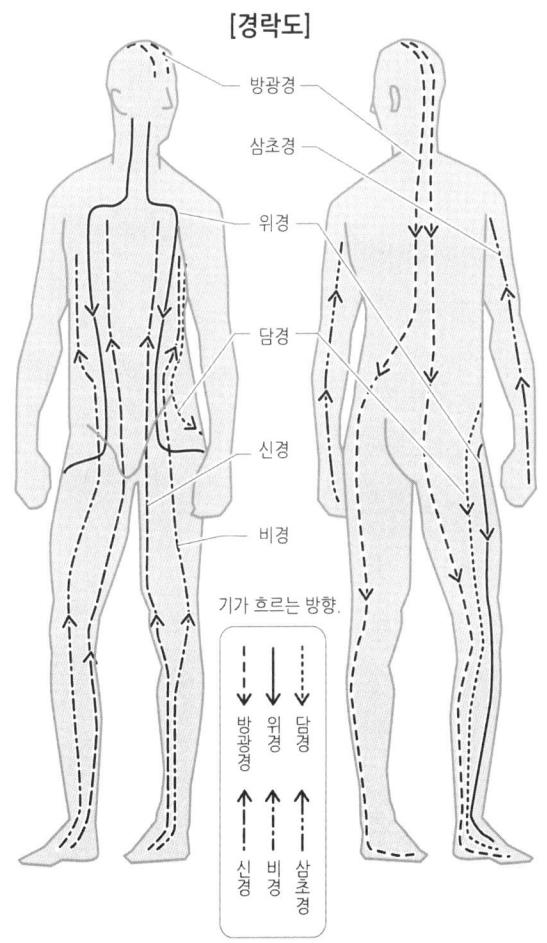

그렇다면 실제로 경락체조의 움직임을 설명하겠습니다.
체조는 ①에서 ③까지 있습니다.

체조①

먼저 발을 어깨너비 정도로 벌립니다.
그리고 배꼽 옆 라인에 대맥혈이라는 경혈이 있는데, 그곳을 엄지로 가볍게 누릅니다. [57P 참조]너무 강하게 누르지 말고 가볍게 잡습니다.

그리고 좌우로 엉덩이관절(고 관절)을 흔듭니다.
이때 허리를 흔드는 것이 아니라, 엉덩이관절(고 관절)의 위치를 의식하면서 움직여주십시오.
엉덩이관절(고 관절)은 서경인대 한가운데쯤의 안쪽입니다.[P56 참조]

여기서는 엉덩이관절(고 관절)을 따뜻하게 하는 것이 굉장히 중요합니다. 그 움직임에 호흡을 맞춥니다.

숨을 들이쉬고, 뱉으면서 2번 왕복합니다. 마지막에 모두 뱉어내고, 들이쉬면서 2번 왕복. 이것으로 담경, 비경, 위경, 신경, 방광경[P53 참조] 등의 경락을 꽈악 수축시킬 수 있어서 전체적으로 늘어나게 하는 느낌이 됩니다.

나무가 바람에 흔들려 휘어지는 이미지로 천천히 움직이면 어느 곳이 늘어나고 있는지 알 수 있게 됩니다.
이렇게 하면 허리가 안 좋은 사람은 안 좋던 부분이 점점 사라져가는 감각이 듭니다.

이번에는 둥글게 원을 그리는 느낌으로 엉덩이관절(고 관절)을 돌립니다.
시계방향으로 숨을 들이쉬면서 2바퀴, 뱉으면서 2바퀴 돌립니다.
다음은 반대방향으로 숨을 들이쉬면서 2바퀴, 뱉으면서 2바퀴 돌립니다.

[체조①]

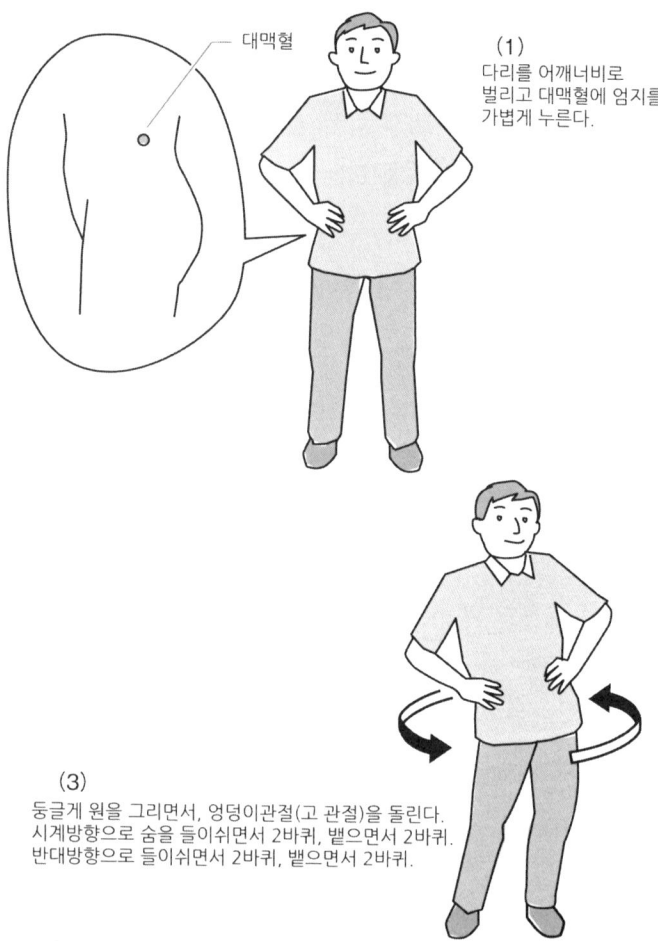

대맥혈

(1)
다리를 어깨너비로 벌리고 대맥혈에 엄지를 가볍게 누른다.

(3)
둥글게 원을 그리면서, 엉덩이관절(고 관절)을 돌린다.
시계방향으로 숨을 들이쉬면서 2바퀴, 뱉으면서 2바퀴.
반대방향으로 들이쉬면서 2바퀴, 뱉으면서 2바퀴.

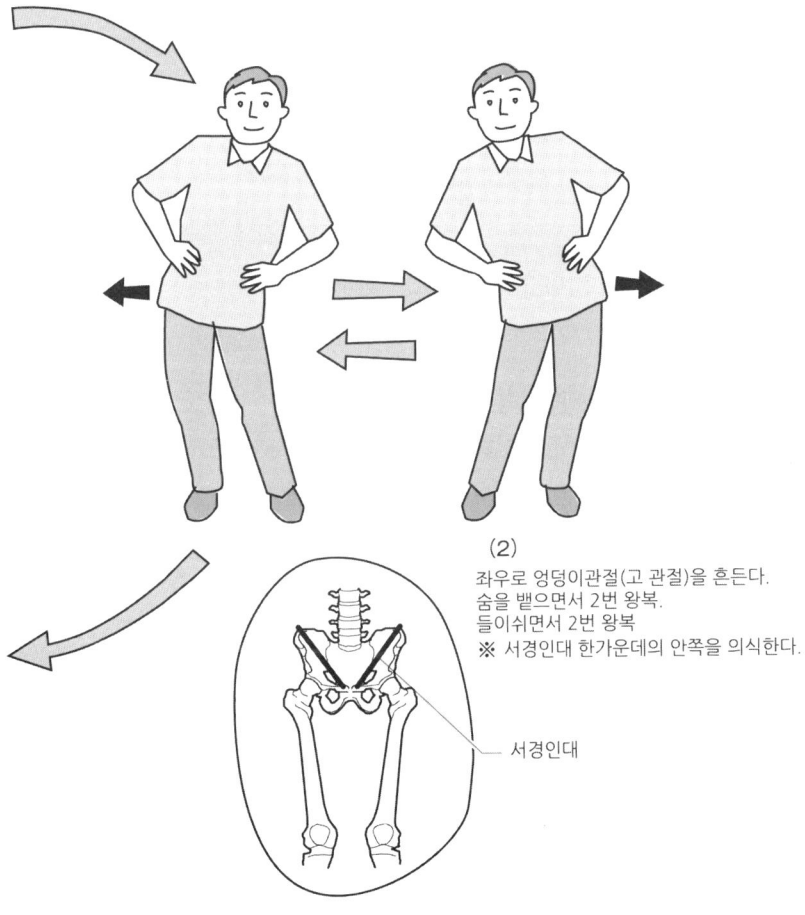

(2)
좌우로 엉덩이관절(고 관절)을 흔든다.
숨을 뱉으면서 2번 왕복.
들이쉬면서 2번 왕복
※ 서경인대 한가운데의 안쪽을 의식한다.

― 서경인대

엉덩이관절(고 관절)이 아프지 않게 기분 좋을 정도의 범위로 움직이는 것이 가장 좋습니다. 이렇게 하면 점점 유연해집니다.

 이것으로 첫 번째 움직임이 끝났습니다.
 체조하는 동안 움직임에 관련된 경락이 모두 늘어나거나 줄어들게 됩니다.
 경락 속의 기가 대사작용을 하므로 막혔던 곳이 흐르기 시작하면서 에너지 통로가 부활합니다.
 따라서 약간 따뜻해지거나 상쾌한 느낌이 드는 때도 있습니다.

체조②

 이번에는 경문이라는 경혈을 엄지로 누릅니다.[P61 참조]
 제12 늑골이라는 뼈에 닿게 되므로 그곳을 누릅니다.(혹시 잘 만져지지 않더라도 그렇게 신경 쓰지 않아도 상관없습니다)
 숨을 들이쉬고 뱉으면서 왼발을 앞쪽으로 내밀고, 들이쉬면서 되돌립니다.

 이번에는 뱉으면서 반대쪽 발을 내민다. 그리고 들이쉬면서 원래대로 되돌립니다. 이것을 좌우 2회씩 실시합니다.

 다음은 옆으로 움직입니다.

[체조②]

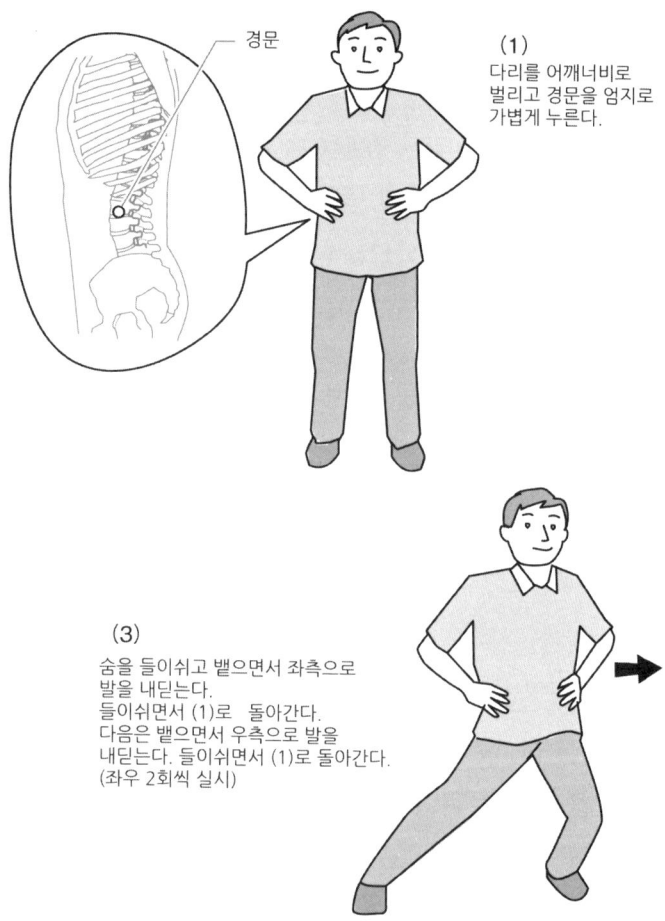

경문

(1)
다리를 어깨너비로
벌리고 경문을 엄지로
가볍게 누른다.

(3)
숨을 들이쉬고 뱉으면서 좌측으로
발을 내딛는다.
들이쉬면서 (1)로 돌아간다.
다음은 뱉으면서 우측으로 발을
내딛는다. 들이쉬면서 (1)로 돌아간다.
(좌우 2회씩 실시)

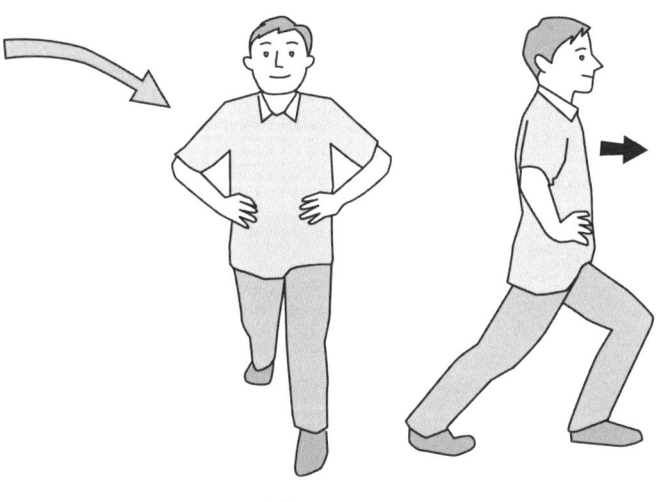

(2)
숨을 들이쉬고 뱉으면서 왼발을 앞으로 내민다.
들이쉬면서 (1)로 돌아간다.
다음은 뱉으면서 오른발을 앞으로 내민다.
들이쉬면서 (1)로 되돌아간다.
(좌우 2회씩 실시)

들이쉬고 뱉으면서 좌측으로 다리를 내딛습니다.
들이쉬면서 원래대로 돌아옵니다.
뱉으면서 반대쪽 다리를 내딛고 들이쉬면서 원래 위치로.
이 움직임도 좌우 2회씩 실시합니다.

이것은 방광경[P53 참조]을 주로 움직이는 동작으로 방광경이 상당히 늘어나게 됩니다.
이것으로 허리와 등의 아픔, 어깨와 목 등이 조정됩니다.
처음에는 무리하지 않는 범위에서, 익숙해지면 더욱 늘릴 수 있게 됩니다.

체조③

마지막으로 비트는 동작입니다.

왼손을 내밀고 손목에서 3치(약9cm) 정도 장소를 검지와 엄지로 누릅니다.

(검지가 삼초경의 외관 수소양삼초경에 속하는 혈, 손등 쪽 손목 가로금의 중간에서 위로 두 치 올라간 부위를 누르는 형태가 되게 해주십시오[P65 참조].)

숨을 들이쉬고 뱉으면서 오른쪽으로 몸을 비틀어서 뒤를 봅니다.

들이쉬면서 반대쪽으로.

뱉으면서 조금 전의 위치로 돌아옵니다.

뱉으면서 다시 반대쪽으로. 그리고 뱉으면서 오른쪽으로 몸을 되돌립니다.

손을 바꿔서 뱉으면서 이번에는 왼쪽으로 몸을 비틉니다. 이후는 같은 요령으로 되풀이합니다.

[체조③]

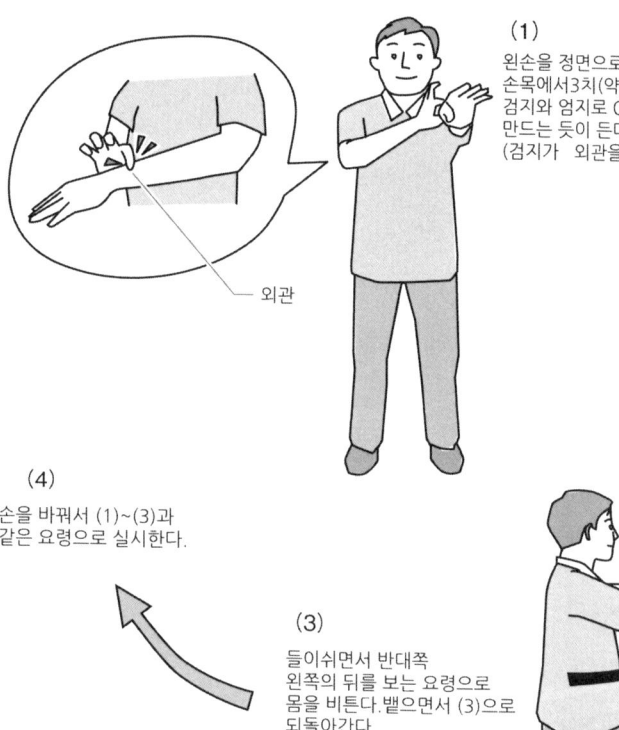

(1)
왼손을 정면으로 내밀고
손목에서 3치(약9cm) 정도의 장소
검지와 엄지로 OK 마크를
만드는 듯이 든다.
(검지가 외관을 누르듯이 든다)

― 외관

(4)
손을 바꿔서 (1)~(3)과
같은 요령으로 실시한다.

(3)
들이쉬면서 반대쪽
왼쪽의 뒤를 보는 요령으로
몸을 비튼다. 뱉으면서 (3)으로
되돌아간다.
(2회 반복)

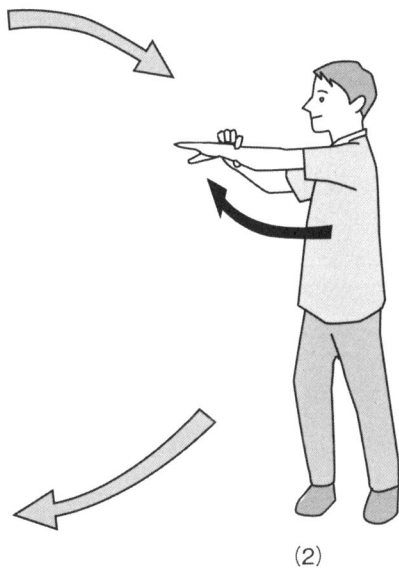

(2)
숨을 들이쉬고 뱉으면서 왼쪽으로
뒤를 돌아보는 듯한 요령으로 몸을 비튼다.

이것은 삼초경, 방광경, 담경[P53 참조]을 늘려줍니다.

허리를 돌린다기보다 엉덩이관절(고 관절)을 사용해서 돌리면 더욱 많이 돌릴 수 있습니다.

그리고 상반신에 쓸데없는 힘을 빼고 돌리면 잘 움직일 수 있습니다.

이것으로 경락체조는 끝입니다.

이것만으로 기의 흐름이 바뀌고 신체 유연성도 상당히 늘어나게 되며, 경락의 움직임과 의식, 호흡을 맞추는 것만으로 상당히 효과가 향상됩니다.

처음에는 익숙하지 않으므로 잘 안될지 모릅니다만, 익숙해지면 호흡과 움직임이 일치되므로 효과가 나타나게 됩니다.

호흡은 항상 코로 들이쉬고 코로 뱉습니다. 그리고 마지막에는 숨을 전부 내뱉고 끝냅니다.

또한, 유연성이 늘어나게 되면 신체가 잘 움직이게 돼서 쓸데없는 힘이 들어가지 않으므로 더욱 높은 효과를 기대할 수 있습니다.

처음에는 엉덩이관절(고 관절)을 부드럽게 하는 것이 굉장히 중요하며, 먼저 엉덩이관절(고 관절)을 유연하게 한 후 하반신을 움직이고 마지막에 상반신을 비튼다는 흐름을 유지하는 것은 그 때문입니다.

횟수의 기준은 모든 동작이 2회씩입니다.

경락체조는 각각 움직임에 작용하는 경락이 있습니다.
예를 들어 허리를 돌릴 때는 세로 라인의 다리 경락이 몇 개 있으므로 그것을 움직인다는 느낌을 가집니다.

어느 경락이 신축하고 있는지 의식하고 할 필요가 있지만, 처음에는 그런 것에 신경 쓰지 말고 담경이라면 담경만을 생각하며, 메인이 되는 경락만을 의식하면 됩니다.
그리고 익숙해지면 신체 전체를 생각하고 하면 됩니다.
이렇게 의식하고 하는 것으로 효과가 더욱 커집니다.

의식이라는 것은 굉장히 중요해서 의식하지 못한다는 것

은 알아차리지 못한다는 것입니다. 보지도 못하는 것을 개선할 수는 없습니다.

그래서 조금이라도 의식하면서 실시하는 것이 경락체조에서는 굉장히 중요한 요소입니다.

기의 흐름은 언제, 어디서나 고칠 수 있다.

　되풀이해서 말합니다만, 경락체조는 시간과 장소의 구애를 받지 않습니다.

　저는 집에 있을 때 방에서 아침, 밤으로 두 번을 유연체조를 섞어서 하고 있습니다.

　밖에서 일하고 있을 때는 학생이 돌아간 뒤 교실이나 사람이 없는 공원 등에서 할 때도 있습니다.

　굉장히 피곤해서 머리가 멍하고 몸이 노곤할 때는 화장실 안에서 작게 움직이거나 재충전을 하고 있습니다.

　익숙해져서 능숙해지면 바로 기분이 산뜻해지므로 몸과 신체의 전환에는 최적입니다.

경락체조를 실천하고 있는 분들의 이야기를 들어보면 직장이나 자택, 시간이 없는 사람은 출퇴근 지하철 안에서 가볍게 한다고 합니다.

또 처음에는 하루에 1회였습니다만, 자연스럽게 횟수가 늘어난다는 사람도 많습니다.

쾌면을 취할 수 있게 되거나, 혈압이 내려가는 등 신체상태가 좋아지는 것을 실감하면 피곤할 때 "잠깐 해볼까?"라는 느낌이 든다고 합니다.

명상과 좌선으로 정신적 안정을 되찾거나, 신체 상태를 조절하는 방법도 있습니다. 하지만 그것은 경락체조와는 다르게 상당히 문턱이 높습니다.

시간도 1분 정도로 끝나지 않고 장소도 골라야 합니다.

그리고 본격적으로 잡념이 없는 세계로 가기 위해서는 몇십 년이 걸릴 수 있습니다.

물론 명상과 좌선도 하나의 방법입니다만, 그 전에 경락체조를 체험해놓으면 더욱 부드럽게 원하는 경지로 들어갈 수 있을 것입니다.

그런 의미에서 모든 것의 입구로 경락체조를 시작해보는 것을 권합니다.

지속이야말로 진정한 힘이 된다.

경락체조를 비롯해 어떤 일이든 지속하는 것이 진정한 힘이 됩니다.

뭐든지 도중에 그만두면 실패가 됩니다만, 계속하고 있으면 실패라고 할 수 없습니다. 그것은 성공을 위한 과정이고, 언젠가는 반드시 성공하기 때문입니다.

또한, 꾸준히 노력하고 있으면 당연히 솜씨가 좋아지므로 질도 높아집니다.

그렇게 되면 성공은 스스로 가까이 오게 되는 것입니다.

그러니 계속한다는 것이 결국 성공에 가장 가까운 길이라고 해도 과언이 아닙니다.

다시 한번 강조하지만 계속하는 것이 이미 성공한 것입니다.

그리고 그런 자신다운 삶을 지속해가는 것으로 인간으로서 커다란 힘을 가지게 되는 것으로 생각합니다.

진정한 의미의 강함이라는 것은 그런 것이 아닐까요?

강함이라는 것은 대단히 부드럽고, 즐겁고, 무심한 것으로 생각합니다.

또한, 그런 것이 인간의 에너지를 상승시켜 준다고 생각합니다.

그리고 자기 신체를 치료하는 힘이라는 것은 그런 부분에서 생겨나는 것이라 믿고 생각합니다.

제 3 장

경락체조를 실천하고 있는 사람들의 사례.

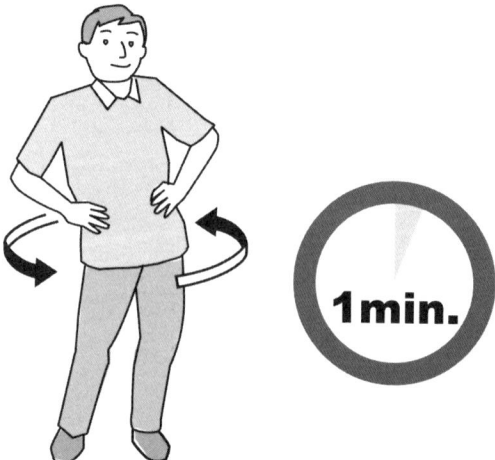

여기서 경락체조를 실천하는 사람들의 사례를 소개합니다.

이것은 제가 학장으로 근무하는 테라피스트 스쿨 학생들에게 받은 앙케이트에서 발췌한 것입니다.

나이는 20~60대까지 전부 다르며, 직업도 일반 회사원부터 주부, 침구 치료사도 있습니다.

증상도 다양한 사례가 있으니, 자신과 비슷한 상태인 사람이 없는지 그리고 그 사람은 어떻게 바뀌었는지를 참고하는 등 경락체조를 하는 데 도움이 됐으면 합니다.

[고혈압이 개선됐다]
(40대 · 남성)

▼ 경락체조를 시작하기전 심신상태
- 어깨가 뭉침
- 잠을 깊이 들지 못함. (혈압이 높아서 잠이 깊지 못하고, 작은 소음에도 바로 잠이 깹니다)

▼ 구체적인 증상
- 등의 통증
- 고혈압(154mmHg/ 98mmHg)

▼ 1주일 후 상태의 변화
- 혈압이 140mmHg/ 94mmHg로 내렸다.

▼ 1개월 후의 심신상태의 변화
- 상당히 체력이 좋아졌다. 매주 자전거를 50~60km 타고 있는데, 이전보다 편해졌다.

해설

이분은 40대로 154mmHg라는 높은 혈압으로 고민하고 있었습니다만, 혈압을 내릴 수 있었습니다.

혈관이 탄력성을 되찾거나 자율신경이 부드러워지면서 쓸데없는 긴장이 없어진 것이 경락체조와 관계가 있다고 생각합니다.

또한, 이 때문에 동맥경화에도 걸리지 않는 튼튼한 신체를 만들 수 있습니다.

[혈당치가 떨어졌다]
(50대 · 남성)

"당뇨병을 앓고 있어서 혈당치가 200mg/dℓ을 넘었습니다만, 경락체조를 시작하고 난 후 1개월 만에 수면의 질이 좋아지고, 아침에 편하게 일어날 수 있게 됐습니다.

이전에는 목이 자주 마르고 물을 많이 마셨습니다만, 그것도 조금씩 줄어든 것 같습니다.

또한, 신체의 노곤함과 피로도 이전과 다르게 줄어서 편해졌습니다.

그 때문인지 마음대로 산책을 할 수 있게 되고 간식을 안 먹거나, 식사량을 무리 없이 줄일 수 있게 됐습니다.

그리고 3개월 정도로 혈당치를 140mg/dℓ까지 떨어뜨릴 수 있었습니다."

해설

이것은 당뇨병이 개선됐다는 사례입니다. 혈당치는 일반적으로 110~130mg/dℓ 정도가 당뇨병의 경계라고 합니다. 200mg/dℓ는 상당히 높은 편이며, 300mg/dℓ가 되면 입원하는 수준입니다. 이것도 역시 당의 대사가 좋아지게 돼서 혈당치를 내릴 수 있었던 것입니다.

[적정 체중이 됐다]
(20대 · 여성)

▼ 경락체조를 시작하기전 심신상태

- 운동부족
- 몸이 무거움
- 머리가 혼란스러움

▼ 1주일 후 심신상태의 변화

- 신체가 부드러워졌다.
- 체중이 줄었다.

▼ 1개월 후 심신상태의 변화

- 체중이 늘었다(원래 말랐기 때문에 늘어서 좋았다).
- 몸이 가벼워졌다.
- 1주일이 지날 때부터 졸음이 오기 시작해서 밤 8시부터는 깨어있을 수 없을 정도의 상태가 계속됐다. 지금은 심하게 졸리지는 않지만, 아직 약간 졸림.

> 해설

이분은 원래 굉장히 마른 체형이었습니다. 경락체조를 한 결과 한번 체중이 줄어들었지만, 그 후 늘어나서 지금은 적정체중이 됐습니다. 그것은 아무래도 그 사람 본래의 가장 좋은 상태로 이끈 것이라 할 수 있습니다.

그래서 살이 찐 사람은 체중이 떨어지고, 마른 사람은 체중이 늘어나는 때가 많습니다. 체내로 보면 비장에서 소화의 움직임이 좋아지므로, 영향을 효율적으로 흡수하는 상황이 되어 그 사람에게 최적의 체중을 만들어 줄 수 있습니다.

또한, 이분은 강한 졸음을 경험하고 있습니다만, 그때까지 과로상태였으므로 균형을 잡기 위해 한번 신체가 잠을 원하는 상태가 된 것입니다.

그리고 과로상태가 해소된 지금은 통상적인 수면으로 돌아와, 쾌적한 상태가 된 것입니다.

[힙업에 효과가 있었다]
(30대·여성)

▼ 경락체조를 시작하기전 심신상태
- 쉽게 피곤해지고, 자주 졸림.
- 자주 안절부절못하게 됨.
- 운동부족.
- 어깨가 결림.

▼ 구체적인 증상
- 근시, 습진.
- 귀 울림.
- 가벼운 방아쇠수지(손가락을 구부릴 때 총의 방아쇠를 당기는 듯한 느껴지는 질환).

▼ 1주일 후 심신상태의 변화
- 안절부절못하게 되는 일이 줄었다.
- 피로가 줄었다.

▼ 1주일 후 증상의 변화
- 습진이 늘었다.

▼ 1개월 후 심신상태의 변화
- 어깨 결림이 사라졌다.
- 힙업 효과가 있었다.
- 그다지 졸리지 않게 됐다.
- 신체가 부드러워졌다.

▼ 1개월 후 증상의변화
- 근시가 약간 좋아졌다.

> 해설

이분은 호전반응으로 습진이 늘었습니다만, 엉덩이에 근육이 붙어서 힙업 효과가 나타났습니다. 또한, 근시도 좋아졌습니다.

이분의 증상에 쓰여있는 대로 귀 울림이 좋아지는 일도 많이 있습니다.

귀 울림은 고민이라는 정신적인 부분이 크게 관계되어 있습니다. 실은 귀 울림은 건강한 사람이라도 일반적으로 들리는 것입니다. 그래서 신경이 쓰이는지, 아닌지로 자각증상이 바뀌는 일이 있습니다.

정신적인 불안 등이 해소되는 것으로 신경이 쓰이지 않게 되는 일이 많습니다.

[1주일 만에 어깨 결림이 편해졌다]
(50대 · 여성)

▼ 경락체조를 시작하기전 심신상태

- 어깨가 결림.
- 집중력이 없어지고 의욕상실.
- 무언가를 기억해내는 것이 곤란.
- 무언가 하려고 해도 다른 것이 신경이 쓰여서 매달리지 못함.
- 관절이 굳음.

▼ 구체적인 증상

- 때때로 무릎과 엉덩이관절(고 관절)에 통증이 있음.
- 때때로 변비가 생김.
- 노안과 난시로 물건을 보기 어려움.

▼ 경락체조를 시작하기전의병

- 꽃가루 알레르기.
- 왼쪽 폐에 오래된 염증의 흔적.
- 콩팥비대증.

▼ 1주일 후 심신상태의 변화

- 어깨 결림이 조금 편해짐.
- 관절이 약간 유연해져서 아킬레스건이 펴지기 시작했다.(통증이 적어졌다)

▼ 1개월 후 심신상태의 변화

- 3주째 감기에 걸려 목구멍의 통증, 발열이 있었다.
- 6일 정도 권태감이 계속됐다(정점은 3일간 정도).

> **해설**

이분은 1주일 만에 어깨 결림이 개선되고 관절의 유연성이 늘어났습니다. 신체를 움직였을 때 가벼워진 것을 실감하거나, 그때까지 매끄럽지 못했던 일들을 부드럽게 할 수 있게 됐다는 것입니다. 통증이 없어져서 부드러워진 것을 알 수 있습니다. 또한, 경락체조는 아킬레스건을 펴는 움직임도 있으므로 이에 따라 아킬레스건이 펴진 것입니다. 이처럼 시작한 지 1주일 정도 만에 관절에 좋은 영향을 보이는 사례가 많습니다.

또한, 이분은 노안과 난시 증상이 있었습니다만, 시력은 혈행 문제 외에 컴퓨터를 장시간 사용하는 것으로 목에 피로가 쌓인 것도 관계가 있습니다. 이것이 완화돼서 거짓근시(가성근시)였다면 시력이 회복되는 때가 있습니다.

꽃가루 알레르기도 경락체조를 통해 기의 흐름이 좋아져서 면역력이 올라가고, 치료되는 일이 있습니다. 다른 알레르기 반응에 관해서도 마찬가지로, 과거의 예로서 아토피성 피부염이 개선된 분이 있습니다.

아토피로 고민하는 분은 특히 한밤중에 가려워져서 잘 수 없는 때가 많습니다만, 그것이 경감돼서 밤에 잘 자게 된다는 사례도 들었습니다.

[엉덩이관절(고 관절)의 통증이 없어졌다]
(30대·여성)

▼ 경락체조를 시작하기전 심신상태
- 엉덩이관절(고 관절)이 잘 안 움직인다.
- 쉽게 피로하고, 바로 등이 뻐근하다.
- 피로하면 체하거나 설사를 한다.
- 염분을 섭취하면 바로 붓는다.

▼ 구체적인 증상
- 피로와 등의 뻐근함.
- 7시간 이상 자지 못하면 잔 것 같지 않다.
- 오른쪽 엉덩이관절(고 관절)이 잘 움직이지 않는다.
- 근시, 난시, 생리통.

▼ 경락체조를 시작하기전의 병
- 자궁근종.
- 꽃가루 알레르기.
- 두드러기.

▼ 1주일 후 심신상태의 변화
- 엉덩이관절(고 관절)의 통증이 줄었다.

▼ 1주일 후 증상의 변화
- 식은땀이 심하다.
- 잠이 잘 오지 않는다.

▼ 1개월 후 심신상태의 변화
- 엉덩이관절(고 관절) 통증이 없어졌다.
- 주변에 휘둘리지 않고, 자기 일에 집중해서 생각할 수 있게 됐다.

▼ 1개월 후 증상의 변화.
- 식은땀을 흘리지 않게 됐다.
- 아침에 상쾌하게 일어나게 됐다.

> 해설

이분은 경락체조로 엉덩이관절(고 관절) 통증이 없어지고, 결과적으로 정신적으로도 편해졌습니다. 신체에 유연성이 생겨서 마음도 유연해진 것으로 마음과 신체가 높은 상관관계에 있다는 좋은 예입니다.

반대로 마음이 굳었을 때는 몸도 굳게 되는 일이 있습니다.

식은땀을 흘리지 않게 되고, 아침에 상쾌하게 일어날 수 있게 된 수면시간의 변화에 대해서도 쓰여있습니다만, 이것은 생리적인 신체변화에서 오는 것으로 생각합니다.

이분은 7시간 이상자지 않으면 잔 것 같지 않은 상태였지만, 깊은 잠에 못 들고 아무리 자도 신체의 피로가 가시지 않은 상태였을 것입니다.

하지만 몸과 마음이 편해지고 깊게 잘 수 있게 됐으므로 제대로 회복할 수 있는 상황이 된 것입니다.

이처럼 경락체조를 시작하고 불면증이 해소되거나 수면에 변화를 느꼈다는 사람이 많습니다.

[골반의 움직임이 좋아졌다]
(50대·남성)

▼ 경락체조를 시작하기전 심신상태
- 왼쪽 어깨가 굳었다.
- 늑골과 골반 사이에 좌우 차이가 난다.
- 궁둥이뼈(좌골)의 좌우 위치가 다르다.
- 몸이 노곤하다.

▼ 구체적인 증상
- 손을 들 때 왼쪽 어깨에 결림을 느낀다.
- 정좌할 때 왼쪽 엉덩이가 아프다.
- 왼쪽 발의 좌골신경통.

▼ 1주일 후 심신상태의 변화
- 늑골과 골반 사이의 좌우 차이가 적어졌다.
- 골반의 움직임이 좋아져서, 다리의 움직임이 가벼워졌다.
- 기분이 산뜻해졌다.

▼ 1주일 후 증상의 변화
- 궁둥이뼈(좌골)의 통증이 줄어들었다.
- 골반주위가 움직이기 시작해서, 좌우에서 신경통의 상태가 변하는 때가 있다.
- 손을 들었을 때 왼쪽 어깨의 무거움이 줄어들었다.
- 정좌 시 엉덩이의 통증이 2할 정도 줄어들었다.

▼ 1개월 후 심신상태의 변화
- 신체가 유연해져서 골반의 움직임이 좋아졌다.
- 신체의 균형이 좋아져서 안정감이 생겨났다.
- 골반이 기울고, 늑골이 처진 것을 지금까지 몰랐다가 알게 됐다.

▼ 1개월 후 증상의 변화
- 골반이 움직이게 됐기 때문에 궁둥이뼈(좌골)의 통증이 줄어들거나, 좌측에 있던 통증이 우측으로 옮겨 갈 때가 있다.

해설

이분은 골반의 움직임과 비틀림이 개선된 것입니다만, 경락체조를 통해서 전체 골격이 정상위치로 돌아가는 사례입니다. 또한, 엉덩이관절(고 관절)을 유연하게 하는 것은 굉장히 중요해서 이것을 통해 전체 골격을 조정하는 작용을 합니다.

엉덩이관절(고 관절)에는 두꺼운 근육이 많으므로 굳어버리기 쉬운 부위이기도 합니다.

그래서 경락체조를 통해 그곳을 움직이는 것으로 기울어진 전신이 점점 개선됩니다.

이분은 그것을 통해 늑골의 비틀림도 좋아졌다.

반대로 말하면 엉덩이관절(고 관절)이 비틀어져 있으면 다른 곳에도 비틀림이 생기고 맙니다.

현대인은 엉덩이관절(고 관절)이 굳어있는 사람이 많으므로, 이것을 많은 사람에게 쉽게 실감시킨 결과라고 생각합니다.

또한, 이분은 오십견으로 고민하고 있었습니다만, 이것도 엉덩이관절(고 관절) 등의 비틀림으로 생겨난 것이므로 개선됐습니다.

침구 등을 통한 치료에서도 주변의 비틀림을 치료하는 것으로 갑자기 어깨 결림이 개선되는 일이 있습니다.

[자신에게 자신감을 가지게 됐다]
(50대 · 여성)

▼ 경락체조를 시작하기전 심신상태

- 때때로 발에 양말 자국이 남아있는 등 부어있다.
- 기억력이 떨어지고, 건망증도 심하다.
- 걸어가다 비틀거릴 때가 있다.
- 운동부족

▼ 구체적인 증상

- 때때로 허리가 아플 때가 있다.
- 근시이지만 최근에는 안경을 쓰고 책을 읽지 못해서, 맨눈으로 읽고 있다.
- 가랑이 우측에 통증이 있고 근육이 긴장되어 있다.
- 때때로 기침이 계속되고, 가래가 나온다.

▼ 1개월 후 심신상태의 변화

- 신체에 변화가 생겨서, 이 때문에 자신에게 자신감을 가지게 됐다.
- 치유 효과로 신체가 변해가는 것을 느끼게 됐다.

▼ 1개월 후 증상의 변화

- 2주일 정도 실시하자 목의 림프샘이 부어서 통증이 생겼다.
- 목구멍의 통증으로 감기 증상이 나타났지만, 1주일 이내에 가라앉았다.

> **해설**

이분은 신체 변화를 통해서 정신적으로 변화해간다는 점이 특징적입니다. 또한, 1개월 후 감기에 걸렸지만, 이는 개선되는 과정에서 호전반응이 나타난 것입니다.

이처럼 좋아지는 과정에서 신체의 안 좋은 부분이 겉으로 나타나는 때가 있습니다만, 이것도 모두 나오게 되면 가라앉게 됩니다. 그런 때는 무리하지 말고 약간씩 간격을 두는 등 쉬도록 합니다.

[여러 가지 행동을 할 수 있게 됐다]
(50대 · 여성)

▼ 경락체조를 시작하기전 심신상태
- 어깨가 뭉침.
- 기억력이 떨어짐.

▼ 구체적인 증상
- 요통

▼ 1주일 후 심신상태의 변화
- 의욕이 생겼다.

▼ 1주일 후 증상의 변화
- 요통이 편해졌다.

▼ 1개월 후 심신상태의 변화
- 여러 가지 행동을 할 수 있게 됐다.

▼ 1개월 후 증상의 변화
- 요통이 거의 없어졌다.

> **해설**

요통을 앓고 있는 분들은 많습니다만, 이처럼 처음 1주일 만에 좋아지기 시작해서, 1개월이 지난 후 더욱 호전되는 경우가 많습니다. 그리고 계속하면 더욱 완벽히 없어지게 됩니다.

이외에도 다리 저림과 통증을 동반하는 좌골 신경통이 좋아졌다는 사람도 많습니다.

[사소한 고민을 하지 않게 됐다]
(60대·여성)

▼ 경락체조를 시작하기전 심신상태
- 몸이 차다.
- 어깨 결림이 있지만 알지 못함.
- 마음 편히 있지 못할 때가 있음(신경을 너무 씀, 초조함).

▼ 구체적인 증상
- 요통.
- 목(배 골)에 통증.

▼ 1주일 후 심신상태의 변화
- 지금까지 신경 쓰던 것도 집착하지 않고 받아들이거나, 흘려버릴 수 있게 됐다.

▼ 1주일 후 증상의 변화
- 요통이 좋아졌다.

▼ 1개월 후 심신상태의 변화
- 매사에 웃으며 넘길 수 있게 됐다.
- 사소한 일에 고민하지 않게 됐다.

▼ 1개월 후 증상의 변화
- 요통이 더욱 좋아졌다.

해설

이분처럼 상당한 어깨 결림이 있는데, 그것을 자각 못 하는 사례는 자주 있습니다.

또한, 정신적으로 웃을 수 있게 됐다는 것이 굉장히 중요해서, 이것을 통해 면역력이 향상되므로 암세포 등 안 좋은 부분이 있을 경우는 그곳에도 좋은 영향을 미치게 됩니다.

[우울증이 개선됐다]
(30대・남성)

"지금 회사에서 근무한 지 3년이 됩니다만, 직장에서 스트레스가 많이 쌓여서 업무를 시작으로 모든 일에 의욕을 잃었습니다.

식욕도 없어졌지만, 왠지 단것만은 잘 먹게 돼서 멘탈 클리닉에서 진찰을 받은 결과 우울증이라는 진단을 받았습니다.

처방해준 약을 먹어도 그다지 호전되지 않았습니다만, 경락체조를 시작하고 신기하게 점점 기분이 맑아지는 느낌이 듭니다. 경락체조 이외에는 특별히 하는 것이 없는데 2~3개월 만에 식욕도 생기고, 두통도 없어지고, 밤에 푹 잘 수 있게 되었습니다.

회사에서 근무도 마음 편하게 계속해 나가자는 마음이 생겼습니다."

> 해설

이분은 간단한 경락체조를 통해서 우울증이 좋아진 사례입니다.

우울증이 생기면 모든 일에 소극적이 됩니다만, 조금씩 마음이 긍정적으로 변하는 것으로 일도 편한 마음으로 할 수 있게 됩니다.

또한, 식욕이 없어져서 건강한 신체를 유지 못하게 됩니다만, 식욕회복과 함께 신체에도 충분한 영양분이 공급됩니다.

이외에도 "다리의 부종이 해소됐다." "냉증이 나았다." "허리가 8센티 가늘어졌다."는 사례도 있습니다. 부종이 해소되는 것은 혈행이 좋아지고, 림프액의 순환이 좋아졌기 때문입니다.

정신적으로는 역시 "푹 잘 수 있게 됐다." "일찍 일어나게 됐다. "적극적으로 운동하게 됐다." 등의 의견이 많이 있습니다.

경락체조를 통해 혈행과 기의 흐름이 좋아지고, 이에 따라 대사작용이 촉진돼서 몸과 마음 전부에 좋은 영향을 주는 것입니다.

제 4 장

마음과 신체에 생기는 좋은 흐름.

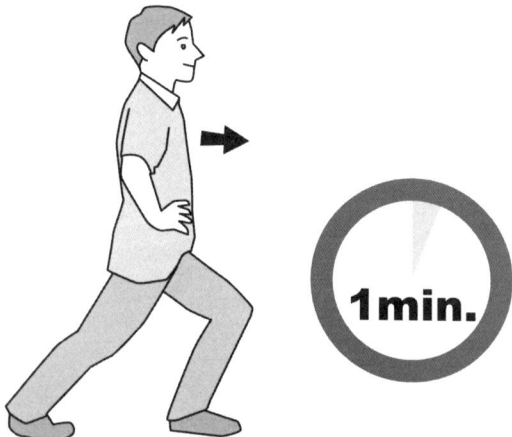

악순환을 선순환으로 바꾸는 스위치.

다시 말합니다만 경락체조를 통해 지금까지 나쁜 생활습관을 좋은 생활습관으로 바꿔나가는 것, 그리고 그것을 지속적으로 할 수 있는 구조를 자신 속에 만드는 것이 중요합니다.

나쁜 생활습관이라는 것은 그것만으로도 충분히 안 좋습니다만, 더욱 좋지 않은 것은 간단히 끊을 수 없는 악순환을 가져오는 것입니다.

예를 들어 무언가가 계기가 돼서 불면증이 생기면 신체의 피로를 충분히 풀어주지 못하고 일과 공부에 집중할 수 없게 되거나 식사도 맛있지 않게 됩니다.

그리고 그것이 고민이 돼서 더욱 밤에 잠을 잘 수 없고, 또 피로를 풀지 못하는 순환이 계속 되풀이됩니다.

하지만 이런 악순환도 불면증을 해소 할 수 있다면 신체가 상쾌해져서 기분도 긍정적이 되며, 일과 공부에 집중할 수 있고 식사도 맛있게 할 수 있습니다.

경락체조는 그것을 위한 스위치이기도 합니다.

한번 악순환이 시작되면 어디부터 손을 대야 할지 알 수 없게 되므로, 그 흐름을 멈추는 것은 상당히 어려운 일입니다.

하지만 악순환이 멈추고 그것이 점점 선순환으로 변화하면

"이외에도 뭔가 해보자."

"이렇게 하면 더 좋아질 거야."
라는 식으로 매사에 긍정적으로 행동할 마음이 생겨납니다.

아무것도 하지 않으면 악순환을 질질 끌고 가게 되므로 변화할 기회조차 알아차리지 못하지만, 인간은 계기만 있으면 뜻밖에 간단히 바뀔 수 있습니다.

하나의 구슬을 떠올리면 이해하기 쉽습니다.
구슬을 굴리기 위해 장소를 살짝 바꾸는 것만으로도 다른 방향으로 굴러가게 됩니다.
그런 식으로 사소한 계기로 흐름이 바뀌면, 나머지는 자연스럽게 좋은 방향으로 나아간다는 이미지를 가지는 것이 중요합니다.
그리고 최종적으로 자신에게 맞는 좋은 방향으로 나아

가는 비전을 실현할 수 있으면 됩니다.

그 계기의 하나로 경락체조를 활용해줬으면 합니다.

스위치라는 것은 굉장히 편리해서, 가령 전기 스위치를 사용하지 않고 일일이 형광등을 뺏다가 끼는 것은 번거로운 일입니다.

그런 방법밖에 모른다면 언제까지나 스위치를 누를 수 없습니다.

불면증을 치료하기 위해 수면유도제를 먹는 등의 대처는 스위치를 모르는 것에 가깝습니다. 일시적인 방편이 될지는 모르지만, 약이 없어지면 속수무책으로, 근본적인 해결이 되지 않기 때문입니다.

저는 이렇게 제안합니다

그렇다면 단 1분간 경락체조를 해보지 않겠습니까?

경락체조가 더욱 자연스럽게 신체를 바꿀 수 있고 선순환이 생겨서 많은 것들이 개선될 가능성을 품고 있기 때문입니다.

생활습관을 바꿀 기회.

한 가지를 바꾸는 것으로 모든 것을 바꿀 기회가 있습니다.

이것은 누구에게나 해당하는 법칙이라 생각합니다.

가령 수면의 질이 좋아지면 일에 집중할 수 있고 마음도 긍정적으로 변하기 때문에 웃음도 늘어납니다.

그렇게 되면 마음의 여유가 생겨 취미와 스포츠에도 몰두할 수 있게 되는 등 자신의 가능성은 점점 넓어집니다.

그리고 그것은 생활습관을 바꿀 기회가 되기도 합니다.

현대인은 나쁜 생활습관에 빠지는 경우가 많으며, 많은 사람은 그곳에서 빠져나올 방법을 가지고 있지 못합니다.

하지만 악순환을 선순환으로 바꾸는 것으로 저절로 생활습관도 변화시키는 것이 가능합니다.

물론 긍정적으로 생활습관을 바꿔가는 것도 중요하지만, 경락체조를 계기로 먼저 악순환을 선순환으로 바꾸는 동시에 생활습관을 바꿔보는 것은 어떨까요?

생활습관과 직결하는 "의식주"에 주의하자.

생활습관과 선순환을 생각할 때 가장 중요한 것은 역시 의식주입니다.

이것은 생활에 밀접하게 관련이 있으므로, 정신적으로도 신체적으로도 큰 영향을 줍니다.

가령 입는 옷 하나를 봐도 화학섬유 옷을 입으면 푹 잘 수 없다는 사람도 있습니다.

그렇다면 자연소재의 옷을 적극적으로 입는 등 자신에게 맞는 것을 몸에 입는 것이 중요할 것입니다.

저는 잘 때 목면 옷을 입고 수면을 취합니다, 그렇게

하면 수면의 질이 좋아지는 경험을 했습니다.

30대 전반 정도까지 신경 쓰지 않고 뭐든지 입었습니다만, 소재에 따라 편안함의 정도가 매우 다르다는 것을 알게 돼서 의식적으로 바꿨습니다.

화학 소재의 옷을 입으면 마음도 가시가 돋친 느낌이 들거나 편히 쉴 수 없으므로 차이를 알아차린 것입니다.

또한, 이를 통해 "진정한 자연발생이란 무엇일까?"라는 생각을 하게 되어 평소 생활 속에도 가능한 한 자연적 순환에 몸을 맡기려 노력하고 있습니다.

음식물도 모두 유기농은 아니더라도 칠분도미의 유기농 배아 미를 먹을 수 있도록 하고 있습니다.

그리고 식사는 통상의 80% 정도로 할 것, 간편식은

되도록 섭취하지 않을 것, 밤 9시 이후에는 되도록 먹지 않는 것 등을 명심하고 있습니다.

사는 곳도 통풍과 볕이 잘 드는 곳을 항상 염두에 두고 있습니다.
집은 오랜 시간을 지내는 장소이므로, 아무래도 마음이 편한 곳이어야 합니다.
이런 것 하나하나가 사람의 몸 상태에도 큰 영향을 준다고 생각합니다.

또 화장실과 주방 등 물을 사용하는 곳을 깨끗이 하거나, 방이 지저분하면 정리정돈을 하는 등의 의식이 필요합니다.
쌓인 것을 흘려 보내고 필요 없는 것은 버리는 등 집안도 순환을 잘 시키는 것을 생각해보기를 권합니다.

직장인이라면 직장도 오랜 시간을 보내는 장소입니다.

개인의 생각만으로 전체를 바꾸는 것은 어려운 일이라고 생각합니다만, 하다못해 자신의 책상 주변에라도 꽃병을 놓아보거나, 자신이 좋아하는 물건을 놓아보는 등의 고려가 필요합니다.

그런 생활습관이 정신, 나아가서 육체에도 크게 작용을 하게 됩니다.

몸과 마음의 관리를 제대로 하고 있습니까?

몸과 마음은 이어져 있고, 서로서로를 비치는 거울입니다.

결코, 제각기 떨어져 있는 것이 아니며, 상호작용을 하는 것으로 생각하면 됩니다.

그래서 신체를 확실히 관리할 수 있으면 마음도 관리할 수 있게 되고, 긍정적인 마음을 유지하고 있으면 저절로 신체 상태도 좋아지는 것입니다.

하지만 그런 것을 알지 못하고 무심코 살아가는 사람들이 많은 것 같습니다.

이것은 모든 것을 세세하게 관리하라는 이야기가 아니고, 자신의 몸과 마음을 확실하게 느껴서 자신의 상태를 파악하자는 것입니다.

인간은 나날이 변화하고 있으므로 몸과 마음의 상태는 항상 다릅니다.

적어도 완벽히 같은 상태일 때는 한 번도 없습니다.

그러므로 "오늘은 이런 상태일 거야." "어제와 비교해서 어디가 틀릴까?"라는 것을 느끼며 매일매일 지내는 것으로 더욱 균형 있는 삶을 살 수 있지 않을까 합니다.

저는 매일 아침 몸과 마음의 상태를 체크하고, 하루에 몇 번이고 다시 확인하려 하고 있습니다.

인간에게는 자기 본래의 에너지와 그 이외의 다양한 에너지가 소용돌이치고 있습니다만, 그 균형이 어떻게 되어있는지를 체크하는 것입니다.

가령 뭔가 힘들 때

"왜 나는 힘들다고 느끼는 것일까?"

이 같은 것을 생각해보면 자기 본래의 에너지가 부족한 것이 원인이거나 합니다.

그렇게 그 원인을 밝혀낼 수 있다면 나머지는 자신이 해결할 수 있습니다.

저의 체크 방법은 조금 특수할지 모릅니다만 독자 여러분도 몸 상태가 안 좋을 때가 있으면 "어떻게 하면 그것을 개선할까?"에 대해서 생각해 보는 것이 중요합니다.

그 결과 경락체조를 하거나, 식사를 약간 바꿔보거나, 오늘은 커피를 피하자는 생각을 하게 될지도 모릅니다.

그런 수준에서 자기 신체와의 대화는 굉장히 중요합니다.

인간은 스스로 생각하는 것보다 신체에 대해서 확실히 느낄 수 없습니다.

예를 들어 밤샘을 해서 일을 마무리 지었다고 합시다.

심리적으로 "나는 온 힘을 다했다." "힘들었다."라고 생각하는 것은 당연합니다만 그것으로 끝나면 안 됩니다.

신체는 더욱 힘들어하고 있으므로 그것을 제대로 느끼고 보살펴야 합니다.

저는 충치가 심해져서 뽑아버린 적이 있습니다만, 그 때도 "아아~ 이빨이 아파서 힘들다."라고 자신에 대해서 생각하게 됩니다.

하지만 엉망진창이 된 끝에 뽑혀버린 이빨은 더 힘들었을 겁니다.

그래서 저는 이빨에 대해서 "모처럼 났는데 미안하다." "지금까지 고마웠다."라고 사과하고 감사의 말을 합니다.

세포 하나하나에도 생명이 있고 존엄성이 있기 때문에 제대로 감사와 사죄의 마음을 나타내는 것입니다.

그리고 자기 신체에 대해 "앞으로 잘 부탁합니다."라고 말을 걸면 그것만으로 몸 상태는 바뀝니다.

그때 자신의 마음과 신체가 일체화되는 것입니다.

이런 식으로 관리하고 있는 사람의 수가 굉장히 적을 것으로 생각합니다만, 이렇게 하면 신체의 기분을 알게 되므로 "생각한 것보다 피곤하니까 잠시 쉬자." "저 정도까지는 단숨에 갈 수 있어."라는 판단을 할 수 있게 됩니다.

이것은 마음도 마찬가지로 자신이 느끼고 있는 마음과 다른 마음이 있을지 모른다는 것을 알면 더 건강해질 수 있을 것입니다.

마음이 피곤해지면 제대로 마주 보고 "어떻게 할까?" "잠시 쉴까?"라고 자신과 대화를 하면 스스로 제어 할 수 있게 됩니다.

운을 좋게 하는 최고의 방법은 즐겁게 지내는 것.

　신체를 등한시하면 무심결에 힘을 지나치게 주기 마련입니다.

　하지만 "열심히"라는 것은 원래 힘을 주는 것이 아닌, 힘을 빼고 부드럽게 움직이는 것을 의미합니다.

　그렇게 하는 것으로 신체의 부담이 상당히 적어집니다.

　힘의 조절이라는 면에서는 단전의 힘을 사용하는 것이 좋은 방법입니다.

　이것은 단전에 힘과 의식을 집중하고, 다른 부분은 힘을 빼면 되므로 가장 편하게 힘을 절약하는 방법이라고 할 수 있습니다.

　물론 신체의 부담도 적어집니다.

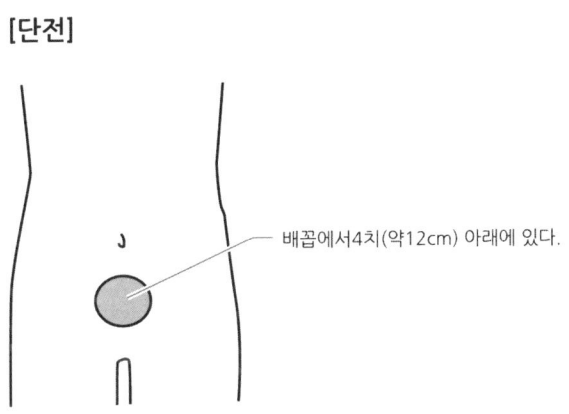

[단전]

배꼽에서 4치(약12cm) 아래에 있다.

그래서 저는 항상 의식을 그곳(단전)으로 돌리려 하고 있습니다만, 그것은 마음을 위해서이며, 신체를 위해서이기도 합니다. 관리라는 것을 그런 감성을 말하는 것이 아닐까요?

그리고 이런 것을 통해서 마음과 신체가 효율적으로 움직입니다.

중립적인 상황에 가까우므로 쉽게 움직일 수 있고, 피로는 최소한으로 끝나게 됩니다.

안 좋은 때는 그런 부분이 어긋나는 일이 많으므로, 의식이 잊고 있었다면 "잊어서 미안."이라고 뒤돌아 본 후 "훌륭해, 잘 알아차렸네."라고 자기 자신을 칭찬해 봅시다.

자신의 신체를 칭찬하는 것이 엉뚱하게 느껴질지 모릅

니다만, 언제나 열심히 일해주고 있는 신체에 대한 보답으로 칭찬은 굉장히 중요합니다.

저는 과거에 사고가 난 적도 있고, 수술한 경험도 있습니다. 그런 와중에도 50대가 되도록 건강을 유지하고 있었으니 "지금까지 잘 살아왔다. 고마워."라고 감사의 말을 하는 것은 당연한 일이 아닐까요?
이것은 몸과 신체 모두에 좋은 영향을 줄 것입니다.
소위 자기 자신의 모든 것을 인정한다는 이미지입니다.

항상 자신이라고 생각하고 있던 자신은 아주 일부일 뿐으로 진정한 의미에서 모든 것을 느낄 수 없습니다.

가령 넘어져서 무릎이 까졌다고 합시다.
상처를 입은 곳의 세포는 당연히 다치게 됩니다만, 같

은 신체 안에는 약간 장소가 달라서 다치지 않았던 세포도 있습니다.

"조금만 더 떨어져 있었어도……." "저쪽이 더 좋았을 걸."이라고 생각하는 것은 세포 역시 마찬가지입니다.

그곳에 있었기 때문에 다치게 됐으므로 "자신의 역할을 다해줘서 고마워."라고 말해주는 것으로 그 세포에 좋은 영향을 줘서 상처 치료도 빠르게 된다고 생각합니다.

관리란 그렇게 스스로 자신의 유지보수를 한다는 이미지입니다.

이성만이 아닌 감성과 정서라는 부분을 어떻게 소중히 여기느냐는 것입니다.

그렇게 하면 자신에 대해 더욱 알게 되고, 인생도 더욱 깊게 맛볼 수 있습니다.

그리고 결과적으로 즐거워지고 소용돌이칠 것 같은 긍정적인 마음으로 계단을 뛰어 올라갈 수 있습니다.

역시 운이라는 것은 즐겁게 지내는 사람에게 다가가는 것으로, 부정적인데 운이 좋은 사람은 좀처럼 없습니다.

그러니 운을 좋게 하는 가장 좋은 방법은 즐겁게 지내는 것입니다.

"유유상종"이라는 말이 있습니다만, 비슷한 생각을 하는 사람이 모이거나 주변 사람이 바뀌면서 가능성이 넓어질 것입니다.

자기 자신을 알게 되면 운도 좋아져서 가능성이 넓어지며 긍정적인 생각에 들어갈 수 있습니다.

자신을 살리는 것의 중요함.

 일을 하는 중이나 사생활에도 마찬가지입니다만, 선순환 안에 있으면 기회가 스스로 다가오는 때가 있습니다.
 그리고 그것이 자신이 가지고 있는 잠재력을 살리는 일로 이어집니다.
 현대에서는 자신을 살리지 못하는 사람이 많고, 본래 능력의 겨우 5% 정도밖에 사용하고 있지 않는다는 생각이 듭니다.
 굳이 100%가 아니라도 50%를 사용할 수 있으면 충분합니다.
 그렇게 되면 새로운 무대에 나아갈 수 있게 되거나, 인생 자체가 즐거워질 것입니다.

가족들에게 "너는 천재다."라는 말을 들으며 자란 사람이 있습니다.

계속 그런 말을 들었기 때문에 본인도 당연하다는 듯 "나는 천재다."라고 생각하게 됩니다. 그런 사람에게 슬럼프라는 것이 없습니다.

천재이기 때문에 슬럼프라는 개념이 없고, 실제로 경험한 적도 없습니다.

그리고 그의 대단한 점은 대학에 다닐 때 자신의 명함을 가지고 "반드시 하루에 한 장을 누군가에게 준다."라는 일을 계속했다는 점입니다.

줄 사람이 없으면 편의점에 가서 점원에게 건네며 "잘 부탁합니다."라고 했다고 합니다.

그 결과 4년간 나눠준 것만 몇만 장입니다. 천재라고 생각하고 있는 사람이라도 노력을 하고 있고, 나아가 그것이 가능할 만큼의 자신감이 바탕에 있기 때문에 비로

소 가능했던 일입니다.

그 뒤 그는 소프트웨어 제작회사에 들어가 최고의 영업성적을 기록하고 헤드헌팅이 되어 지금은 외국계 보험회사에서 일하고 있습니다.

먼저 명함을 매일 나눠준다는 발상 자체가 대단합니다만, 실제로 그것을 계속했다는 것도 예삿일이 아닙니다.

부담도 크고 뭐라고 변명거리를 만들어서, 그만둘 수도 있었을 것입니다. 하지만 그에게 그것은 부담이 아니었고, 즐기면서 할 수 있었기에 비로소 실현할 수 있었고 이것이 훌륭한 점이라고 생각합니다.

그는 그런 식으로 자신을 살리는 방법을 찾았다는 것입니다만, 바꿔 말하면 사고방식의 전환으로 운명이 바뀐다고 할 수 있습니다. 매사는 생각하기 나름으로, 남은 것은 어떻게 그것을 행동으로 옮길까 하는 것입니다.

발상 하나로 행동이 바뀌고 결과적으로 인생이 크게 바뀝니다.

저도 그렇게 해서 더욱 자신 있게 살 수 있게 되었고, 자신이 나아가고 싶은 방향으로 갈 수 있게 되는 커다란 전환을 경험했습니다.

좋은 소용돌이가 생겨나면 기회가 멋대로 다가옵니다.

그때는 흐름을 타고 쓸데없이 움직이지 않는 것이 좋습니다.

움직여도 흐름의 방향으로 노를 젓는 정도만 하고, 흐름에 거스르는 일은 절대로 하지 않는 것이 좋습니다.

처음부터 그 흐름을 만드는 것이 제일 중요한 것이므로 흐름이 있다면, 남은 것은 거기에 몸을 맡기는 것뿐입니다.

끝으로

저는 대만에 건너가서 권법수행을 한 경험과 20년에 걸친 치료경력을 통해서 경락체조를 고안했습니다.

처음에는 태극권 등을 도입해서 여러 가지 움직임을 시도해봤습니다. 하지만 바쁜 나날의 생활 속에서 매일 계속하기에는 시간이 걸려서 어려웠습니다.

그래서 중요한 움직임만 남기고 최대한 쓸데없는 움직임을 생략한 결과 최소한의 중심이 되는 요점만 남았습니다.

그것을 정리한 것이 단 1분간의 경락체조입니다.

단 1분간의 체조입니다만, 습관화하는 것은 어려운 일입니다.

하지만 한번 습관이 되면 그것으로 자신감을 가지게 되고 긍정적으로 살아가는 큰 원동력이 되어줄 것입니다.

뭐든지 쌓아가는 것이 중요합니다.

가령 하루에 1분이라도 1년을 계속하면 6시간 이상을 경락체조에 소비하는 것이 됩니다.

  혹시 하루에 2회를 하면 두 배인 12시간입니다.

  그렇게 쌓인 시간은 매우 큰 의미가 있는 것입니다.

  또한, 경락체조를 한다고 결심한 것이 자신이라는 것도 중요한 점입니다.

  "시켜서 하는" 것이 아닌 스스로 능동적으로 행동한 것이기에 동기부여도 되고 효과를 인식하는 힘도 높아지는 것입니다.

  그리고 신체와 마음에 좋은 영향이 나타나면, 계속 선순환이 생깁니다.

  또한, 현대인은 시간을 무심결에 낭비하며, 자신을 위해 사용한다는 의식이 희박한 경향이 있습니다.

하루에 1분간의 시간을 투자한다는 의식은 매일매일 살아가는 중에 굉장히 중요한 의미가 있습니다.

그것이 마음의 여유로도 이어지고, 나아가서는 자기실현으로 이끌어주는 것입니다.

그러니 매일 1분만은 낭비하지 말고 자신을 위해 사용해보기를 권합니다.

그리고 매일 끈기 있게 계속하는 요령은 역시 즐기는 것입니다.

자기개선에 가장 중요한 것은 지속이며, 천진난만함입니다.

지금이라도 즐겁게 솔직하게 받아들일 수 있다면 그것은 좋은 소용돌이의 시작입니다.

세상에는 자꾸 갑옷을 입고 자기 방어에 매진하는 사람과 반대로 입고 있는 것을 벗어버리고 천진난만하게 사는 사람이 있습니다.

이 두 사람을 비교해 볼 때 후자가 인생을 즐길 수 있고, 더욱 자신다운 삶을 살아갈 수 있다고 생각하지 않습니까?

진정한 풍요로움은 꾸미지 않아도 손에 들어오는 것입니다.

허영과 고정관념, 자존심이라는 갑옷을 벗어버립시다. 그리고 좋은 습관을 지속해나가는 것으로 자신다움이 무엇인가를 생각하고 발견했으면 합니다.

그 계기로서 경락체조가 작은 도움이 되면 기쁘기 그지없을 것 같습니다.

저는 지금 홍콩에서도 강연과 치료를 하고 있습니다만, 외국에 가서 생각하게 되는 것은 세상에는 정말 다양한 사람이 있어서, 도전해보자고 생각하지도 못했던 일들이 일어난다는 것입니다.
　그러니 가령 1분이라도 매일매일 도전했으면 합니다.

　일본은 바다에 둘러 쌓여있으므로 외국에 대해서 아무래도 문턱이 높게 느껴지는 경향이 있습니다. 하지만 홍콩 사람들은 발걸음이 가볍고 좀 더 편한 마음으로 세계로 뛰어들고 있습니다.
　세계화가 급속도로 진행되는 현대에서 그런 의식은 굉장히 중요하다고 생각합니다. 계기라는 것은 사람마다 다르지만, 경락체조를 계속해나가는 와중에 새로운 자신을 발견하고 변화해 갈 가능성도 있을 것입니다.

　경락체조를 하는 사람이 늘어나면 많은 사람이 행복해지고, 그것으로 건강한 사람이 늘어간다면 행복의 고리가 더욱 넓어집니다.

그리고 이윽고 세계가 바뀐다면 굉장히 멋진 일이라고 생각하지 않습니까?

그렇게 즐거운 일은 좀처럼 없을 것 같습니다.

그래서 저는 언제나 긍정적으로 경락체조에 매진하고 있습니다.

2014년 11월

타케시타 후미오

타케시타 후미오
NPO법인 일본전통의학협회 이사장

침구 마사지사
타케시타 침구원 오모테산도 원장
죠신 테라피스트 스쿨 학장

1956년 교토 태생.
도쿄 의학전문학교 침구 마사지과와 침구 마사지 교원양성학과를 졸업. 하마마츠 대학 대학원 경영학연구과 수료.

중학교 때부터 유도, 가라테 등을 시작, 20대에 큰 뜻을 품고 중국권법 수행을 위해 대만에 건너가 전설적인 권법가인 유운초 노사에게 사사를 함. 인체 에너지에 눈을 뜨고 침구치료사로 살기로 함.

30세에 침구마사지 학교에 입학, 침구 마사지사 국가 자격을 취득한 후 임상능력을 더욱 깊이 있게 배우기 위해 같은 학교의 교원양성과에 진학. 졸업 후 침구마사지 치료사 겸 침구학교 교원으로 종사.

20년 이상의 치료경력과 인체 에너지에 관한 연구성과로 동양 인체에너지 워크를 개발.

생활습관병을 예방하는 단 1분에 가능한 경락체조를 고안하고 보급활동에 힘을 쏟고 있다.

타케시타 침구원 오모테산도

1-PUNKAN SEIKATSU SHUKANBYOU YOBOU TAISOU
Copyright ⓒ 2013 Fumio Takeshita
All rights reserved.
Korean translation rights arranged with SOGO HOREI PUBLISHING CO., LTD
through Japan UNI Agency, Inc., Tokyo and Korea Copyright Center, Inc.,
Seoul
이 책은 (주)한국저작권센터(KCC)를 통한 저작권자와의 독점계약으로 조은문화사(다문)에서 출간되었습니다. 저작권법에 의해 한국 내에서 보호를 받는 저작물이므로 무단 전재와 복제를 금합니다.

1분간 생활습관병 예방체조

2014년 12월 25일 초판 1쇄 발행

지은이	타케시타 후미오
펴낸이	김숭빈
펴낸곳	도서출판 다문
주소	서울특별시 성북구 보문동7가 80-1, 2층
등록	1989년5월10일
등록번호	제6-85호
전화	02-924-1140
팩스	02-924-1147
이메일	bookpost@naver.com

책값은 표지의 뒷면에 있습니다.
ISBN 978-89-7146-049-8 13510